实用妇产科临床和护理

SHI YONG FU CHAN KE
LIN CHUANG HE HU LI

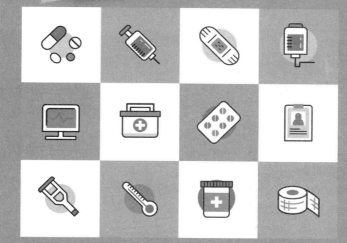

主编 田 利 赵丽娟 李红卫

江西科学技术出版社

江西·南昌

图书在版编目（CIP）数据

实用妇产科临床和护理/田利, 赵丽娟, 李红卫主编. --南昌：江西科学技术出版社，2019.8（2023.7重印）

ISBN 978-7-5390-6887-9

Ⅰ.①实… Ⅱ.①田… ②赵… ③李… Ⅲ.①妇产科病－诊疗②妇产科病－护理 Ⅳ.①R71②R473.71

中国版本图书馆CIP数据核字（2019）第149274号

国际互联网（Internet）地址：

http://www.jxkjcbs.com

选题序号：**KX2019058**

图书代码：**B19125－102**

实用妇产科临床和护理　　　　　　　　　　　田利　　赵丽娟　　李红卫　　主编

出版发行	江西科学技术出版社
社址	南昌市蓼洲街2号附1号
	邮编：330009　电话：（0791）86623491　86639342（传真）
印刷	永清县晔盛亚胶印有限公司
经销	各地新华书店
开本	787 mm × 1092 mm　1/16
字数	155千字
印张	9.5
版次	2019年8月第1版　2023年7月第2次印刷
书号	ISBN 978-7-5390-6887-9
定价	45.00元

赣版权登字-03-2019-205

前　言

妇产科是临床医学四大主要学科之一,主要研究女性生殖器官疾病的病因、病理、诊断及防治,妊娠、分娩的生理和病理变化,高危妊娠及难产的预防和诊治,女性生殖内分泌,计划生育及妇女保健等。

妇产科学不仅与外科、内科、儿科学等临床学有密切联系,需要现代诊疗技术(内镜技术、影像学、放射介入等)、临床药理学、病理学胚胎学、解剖学、流行病学等多学科的基础知识,而且是一门具有自己特点并需有综合临床、基础知识的学科。现代分子生物学、肿瘤学、遗传学、生殖内分泌学及免疫学等医学基础理论的深入研究和临床医学诊疗检测技术的进步,拓宽和深化了妇产科学的发展,为保障妇女身体和生殖健康及防治各种妇产科疾病起着重要的作用。在繁忙的临床工作中,如何有效、快捷、准确利用本专业的最新指南或临床路径,规范临床医师的医疗行为,从而提高医疗水平和工作效率是终日奋战在临床第一线的广大医师所企盼的。本书汲取了近十年妇产科临床实践经验,编著了具有较强实践性的妇产科临床与护理手册,供广大医疗工作者品评与参考。

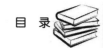

目 录

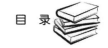

8　异常分娩

1　绪论

1.1　女性生殖系统解剖

女性生殖系统包括内、外生殖器官。内生殖器官位于骨盆内,骨盆的结构及形态与分娩密切相关;骨盆底组织承托内生殖器官,协助保持其正常位置。内生殖器官与盆腔内其他器官相邻而且血管、淋巴及神经也有密切联系。盆腔内某器官病变可累及邻近器官。三者关系密切,相互影响。

1.1.1　女性外生殖器

女性外生殖器是指生殖器官外露的部分又称外阴。包括阴阜、大阴唇、小阴唇、阴道前庭、阴蒂、前庭球和前庭大腺等。

1.1.1.1　阴阜

阴阜位于耻骨联合的前面,皮下有丰富的脂肪组织。青春期开始,该部的皮肤开始生长卷曲的阴毛,分布呈尖端向下的三角形,阴毛的密度和色泽存在种族和个体差异。

1.1.1.2　大阴唇

大阴唇为外阴两侧一对纵长隆起的皮肤皱襞。其起自阴阜,止于会阴。大阴唇外侧面有皮脂腺和汗腺,青春期长出阴毛;其内侧面皮肤湿润似黏膜。大阴唇皮下脂肪层富含丰富的血管、淋巴管和神经,受伤后易出血形成血肿。未婚妇女的两侧大阴唇自然合拢;经产后向两侧分开;绝经后呈萎缩状,阴毛稀少。

1.1.1.3　小阴唇

小阴唇位于大阴唇内侧的一对薄皱襞。表面湿润、色褐、无毛,富含神经末梢,极其敏感,两侧小阴唇在前端相互融合,并分为前后两叶包绕阴蒂,前叶形成阴蒂包皮,后叶形成阴蒂系带。小阴唇后端与大阴唇后端相会合,在正中线形成阴唇系带。

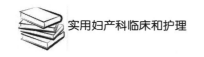

1.1.1.4 阴蒂

阴蒂位于两小阴唇顶端的联合处,系海绵体组织,具有勃起性。它分为三部分,前端为阴蒂头,显露于外阴,富含神经末梢,极敏感;中为阴蒂体,后为两个阴蒂脚,附着于两侧耻骨支。

1.1.1.5 阴道前庭

阴道前庭为两侧小阴唇之间的菱形区,前为阴蒂,后为阴系带。此区域内,前方有尿道外口,后方有阴道口,阴道口与阴唇系带之间有一浅窝,称舟状窝(又称阴道前庭窝)。在此区域内尚有以下各部:

前庭球又称球海绵体,位于前庭两侧,由具有勃起性的静脉丛构成。其前部与阴蒂相接,后部与前庭大腺相邻,表面被球海绵体肌覆盖。

前庭大腺又称巴多林腺,位于大阴唇后部,被球海绵体肌覆盖,如黄豆大,左右各一。腺管细长(1~2cm),向内侧开口于前庭后方小阴唇与处女膜之间的沟内。性兴奋时分泌黏液起润滑作用,正常情况下不能触及此,若因腺管口闭塞,可形成囊肿或脓肿。

尿道口,尿道口位于阴蒂头后下方的前庭前部,略呈圆形。其后壁上有一对并列腺体称为尿道旁腺,其分泌物有润滑尿道口作用,此腺常有细菌潜伏。

阴道口及处女膜阴道口位于尿道口后方的前庭后部,其周缘覆有一层较薄的黏膜,称为处女膜。膜的两面均为鳞状上皮所覆盖,其间含有结绵组织、血管及神经末梢,有一孔,多在中央,孔的形状、大小,及膜的厚薄因人而异。处女膜可因性交或剧烈运动而破裂,并受分娩影响,产后仅留有处女膜痕。

1.1.2 女性内生殖器

女性内生殖器包括阴道、子宫、输卵管及卵巢,后二者合称子宫附件。

1.1.2.1 阴道

系性交器官,又是月经血排出及胎儿娩出的通道。

位置和形态:位于真骨盆下部中央,呈上宽下窄的管道,前壁长7~9cm,与膀胱和尿道相邻;后壁长10~12cm,与直肠贴近。上端包绕宫颈,下端开口于阴道前庭后部。环绕宫颈周围的部分称阴道穹窿,按其位置分为前、后、左、右4部分,其中后穹窿最深,与盆腔最低部位的直肠子富陷凹紧密相邻,临床上可经此处穿刺或引流。

组织结构:阴道壁由黏膜、肌层和纤维组织构成,有很多横纹皱襞,有较大伸展性。阴道黏膜呈淡粉红色,由复层鳞状上皮细胞覆盖,无腺体,受性激素影响有周期性变

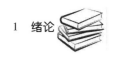

化。阴道肌层由外纵及内环形的两层平滑肌构成，肌层外覆纤维组织膜，其弹力纤维成分多于平滑肌纤维。阴通道壁有静脉丛，损伤后易出血或形成血肿。

1.1.2.2 子宫

子宫是产生月经、妊娠和分娩的器官。

（1）形态

子宫是有腔的肌性器官，呈前后略扁的倒置梨形，非孕状态下成人重约50g，长7~8g，宽4~5cm，厚2~3cm，容量约5ml。子宫上部较宽称宫体，其上端隆突部分称宫底，宫底两侧为宫角，与输卵管相通。子宫下部较窄呈圆柱状称宫颈。宫体与宫颈的比例因年龄而异，婴儿期为1:2，成年妇女为2:1，老人为1:1。

子宫内腔成为宫腔，为上宽下窄的三角形，两侧通输卵管，尖端朝下通宫颈管。在宫体与宫颈之间形成最狭窄的部分称子宫峡部，在非孕期长约1cm，其上端因解剖上较狭窄，称解剖学内口：其下端因黏膜组织在此处由宫腔内膜转变为宫颈黏膜，称组织学内口。妊娠期子宫峡部逐渐伸展变长，妊娠末期可达7~10cm，形成子宫下段。宫颈内腔呈梭形称宫颈管，成年妇女长2.5~3.0cm，其下端称宫颈外口。宫颈下端伸入阴道内的部分称阴道部：在阴道以上的部分称宫颈阴道上部。未产妇的宫颈外口呈圆形，已产妇的宫颈外口受分娩影响而形成横裂。

（2）组织结构

宫体和宫颈的结构不同。宫体宫体壁由3层组织构成，由内向外可分为子宫内膜、肌层和浆膜层（脏腹膜）。子宫内膜为淡红色黏膜组织，从青春期开始受卵巢激素影响，其表面2/3能发生周期性变化称功能层；靠近子宫肌层的1/3内膜无周期性变化为基底层。

子宫肌层为最厚的一层，非孕时厚度约0.8cm，肌层由平滑肌束及弹力纤维组成。肌束纵横交错似网状，可分3层：外层纵行，内层环行，中层交叉排列。肌层中含有血管，子宫收缩时压迫血管，可有效地制止子宫出血。

子宫浆膜层为覆盖子宫体底部及前后面的脏腹膜，与肌层紧贴，但在子宫前面近子宫峡部处，腹膜与子宫壁结合较疏松，向前反折覆盖膀胱，形成膀胱子宫陷凹。在子宫后面，腹膜沿子宫壁向下，至宫颈后方及阴道后穹隆再折向直肠，形成直肠子宫陷凹，亦称道格拉斯陷凹。

宫颈主要由结缔组织构成，含少量平滑肌纤维、血管及弹力纤维。宫颈管黏膜为单层高柱状上皮，黏膜内腺体能分泌碱性黏液，形成黏液栓，堵塞宫颈管。宫颈阴道部由复层鳞状上皮覆盖，表面光滑。宫颈外口柱状上皮与鳞状上皮交接处是宫癌的好发

· 3 ·

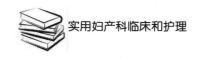

部。宫颈管黏膜也受性激素影响发生周期性变化。

子宫位于盆腔中央,膀胱与直肠之间,下端接阴道,两侧有输卵管和卵巢。当膀胱空虚时,成人子宫的正常位置呈轻度前倾前屈位,主要靠子宫韧带及骨盆底肌和筋膜的支托作用。正常情况下宫颈下端处于坐骨棘水平稍上方。子宫韧带 共有4对。

① 圆韧带起于宫角的前面、输卵管近端的下方,在子宫阔韧带前叶的覆盖下向前外侧伸展达两侧骨盆壁,再穿过腹股沟管终于大阴唇前端。圆韧带由结缔组织与平滑肌组成,起到维持子宫呈前倾位置的作用。

②阔韧带位于子宫两侧的双层腹膜皱襞,由覆盖子宫前后壁的腹膜自子宫侧缘向两侧延伸达盆壁而成,其作用是维持子宫在盆腔中央位置。阔韧带上缘内2/3部包裹输卵管(伞部无腹膜遮盖),外1/3部移行为骨盆漏斗韧带或称卵巢悬韧带,卵巢动静脉由此穿行。

③主韧带又称宫颈横韧带。在阔韧带的下部,横行于宫颈两侧和骨盆侧壁之间为一对坚韧的平滑肌与结缔组织纤维束,是固定宫颈位置、保持子宫不致下垂的主要组织。

④宫骶韧带从宫颈后面的上侧方,向两侧绕过直肠到达第2、3骶椎前面的筋膜。韧带含平滑肌和结缔组织,将宫颈向后向上牵引,维持子宫处于前倾位置。

上述韧带、盆底肌和筋膜薄弱或受损伤,可导致子宫脱垂。

(3)输卵管

输卵管是精子与卵子相遇受精的场所,也是向宫腔运送受精卵的通道。为一对细长而弯曲的肌性管道,位于阔韧带的上缘内,内侧与宫角相连通,外端游离,与卵巢接近。全长8~14cm。根据输卵管的形态由内向外分为4部分。

(4)卵巢

为一对扁椭圆形的性腺,具有生殖和内分泌功能。卵巢的大小、形状随年龄而有差异。青春期前,卵巢表面光滑;青春期开始排卵后,表面逐渐凹凸不平。成年妇女的卵巢约4cm×3cm×1cm,重5~6g,呈灰白色,绝经后卵巢萎缩变小变硬。卵巢位于输卵管的后下方,卵巢系膜连接于阔带后叶的部位有血管与神经出入卵巢称卵巢门。卵巢外侧以骨盆漏斗韧带连于骨盆壁,内侧以卵巢固有韧带与子宫相连。

卵巢表面无腹膜,由单层立方上皮覆盖称表面上皮又分为皮质与髓质。皮质在外层,内有数以万计的始基卵泡及致密结稀组织;髓质在中央,含有疏松结缔组织及丰富的血管、神经、淋巴管以及少量与卵巢悬韧带相连续、对卵巢运动有作用的平滑肌纤维。

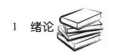

1.1.3　骨盆及骨盆底组织

骨盆是躯干和下肢之间的骨性连接,是支持躯干和保护盆腔脏器的重要结构。女性骨盆又是胎儿娩出时必经的骨性产道,其大小、形态与分娩密切相关。骨盆形态及组成骨间各径线异常可导致异常分娩。通常女性骨盆较男性骨盆宽而浅,有利于胎儿娩出。

骨盆底由多层肌肉和筋膜组成,封闭骨盆出口,承托盆腔脏器。若骨盆底结构和功能发生异常,可影响盆腔脏器位置与功能,甚至引起分娩障碍;分娩处理不当,也可损伤骨盆底。

1.1.3.1　骨盆的组成

骨盆由骶骨、尾骨和左右两块髋骨组成。每块髋骨又由髂骨、坐骨及耻骨组成。两块髋骨前部的耻骨,借软骨相接形成耻骨联合。髂骨与骶骨侧缘相连,形成骶髂关节。骶骨与尾骨之间有骶尾关节。骶尾骨与坐骨结节、坐骨棘之间有骶结节韧带和骶棘韧带相连,骶棘韧带宽度即坐骨切迹宽度,是判断中骨盆是否狭窄的重要指标。妊娠期受性激素影响,韧带较松弛,各关节的活动性略有增加,有利于分娩时胎儿通过骨产道。

1.1.3.2　骨盆的分界

以耻骨联合上缘、髂耻缘及骶岬上缘的连线为界,将骨盆分为假骨盆和真骨盆两部分。假骨盆又称大骨盆,位于骨盆分界线之上。假骨盆与产道无直接关系,但假骨盆某些径线的长短关系到真骨盆的大小,测量假骨盆的这些径线可作为了解真骨盆的参考。真骨盆又称小骨盆,位于骨盆分界线之下,是胎儿娩出的骨产道。真骨盆有上、下两口,即骨盆入口与骨盆出口,两口之间为骨盆腔。骨盆腔的后壁是骶骨与尾骨,两侧为坐骨、坐骨棘、骶棘韧带,前壁为耻骨联合。

1.1.3.3　骨盆标记

骶岬第一骶椎向前凸出形成骶岬,是骨盆内测量对角径的重要据点。

坐骨棘位于真骨盆的中部,是坐骨后缘中点突出的部分,可经肛诊或阴道诊触到。

耻骨弓由耻骨两降支的前部相连构成,女型骨盆耻骨弓角度 >90°。

1.1.3.4　骨盆底组织

骨盆底组织从外向内分为3层。

浅层位于外生殖器及会阴皮肤下,为筋膜和浅层肌肉,即肛门括约肌及左右成对

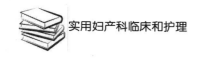

的球海绵体肌、坐骨海绵体肌和会阴浅横肌。几对肌肉的肌腱会合于阴道外口和肛门之间,形成中心腱。

中层由上下两层坚韧的筋膜及其尿道外括约肌和一对会阴深横肌组成,位于骨盆出口处前三角形的平面。因其上有尿道及阴道穿过,故称尿生殖膈。

深层即盆膈,为骨盆底最里面最坚强有力的一层,由提肛肌及其筋膜组成。提肛肌呈漏斗状,自盆腔内壁向后、向内及向下走行,两侧肌纤维围绕于直肠后,于正中会合。

1.1.4 盆腔血管、淋巴及神经

1.1.4.1 动脉

女性生殖器的血液供应,主要来自子宫动脉、卵巢动脉、阴道动脉及阴部内动脉。

子宫动脉来自髂内动脉前支,沿盆壁下行,至阔韧带基底部急向内弯曲,在相当于子宫颈内口水平离子宫约2cm处跨越输尿管,达子宫侧缘。分为上下两支,上支为主干,沿子宫侧壁迂回上行,供血给子宫前后壁,在宫底分为卵巢输卵管及宫底3支;下支供血给宫颈、阴道上部及部分膀胱,与阴道动脉汇合。临床上,子宫动脉、输尿管及子宫颈之间的解剖关系有重要的意义。在切除子时,易在此处发生出血或损伤输尿管,必须提高警惕。

卵巢动脉在第二腰椎左边由腹主动脉分出下行,经骨盆漏斗韧带上缘向中线横行,分支供血给卵巢及输卵管,最后与子宫动脉上行支汇合。

阴道动脉由髂内动脉前支分出,供血给阴道中部及部分膀胱,与子宫动脉的阴道支汇合。阴道下段则由痔中动脉与阴部内动脉供血。

阴部内动脉由髂内动脉前支或中支分出,先由坐骨大孔穿出骨盆腔,绕过坐骨棘,再由坐骨小孔进入会阴肛门区,分出痔下动脉,供血给直肠下段及肛门,最后分支供血给会阴,唇及阴蒂等处。

1.1.4.2 静脉

盆腔静脉与各同名动脉伴行,接受各相应区域的血液回流。子宫和阴道静脉汇入髂内静脉,右侧卵巢静脉回流入下腔静脉,左侧卵巢静脉多终止于肾静脉。

1.1.4.3 淋巴

女性生殖器官有丰富的淋巴管及巴结。淋巴管及淋巴结均随血管而行。当生殖器发生炎症或癌肿时,沿着回流的常巴管传播,可引起相应的淋巴结肿大。生殖器淋巴分外生殖器淋巴与内生殖器淋巴两组。

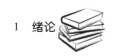

外生殖器淋巴分深浅两部分,均汇入髂外淋巴结组。腹股沟浅淋巴结位于腹股沟带下方,为 10~20 个,一部分收容外生殖器会阴阴道下段及肛门部淋巴;另一部分沿大隐静脉收容会阴及下肢的淋巴。腹股沟深淋巴结位于股静脉内侧之股管内,收容阴蒂、股静脉区巴及腹股沟浅淋巴。

内生殖器淋巴:此组淋巴结沿髂动脉排列,分髂外、髂内与髂总淋巴结。再向上到主动脉旁的腰淋巴结尚有 1~2 个位于骨与直肠之间的骶淋巴结。子宫体及底部淋巴与卵管、卵巢淋巴均输入腰淋巴结;子宫体两侧淋巴可沿子宫圆韧带进入腹股沟浅淋巴结上段与子宫颈淋巴大部分汇入闭孔和髂内淋巴结,小部分汇入髂外淋巴结,并经子宫骶骨人骶前淋巴,阴道后壁和直肠淋巴也输入骶前淋巴结;膀胱的淋巴输入髂淋巴结。

1.1.4.4 神经

女性内生殖器官在大脑皮质的调节下,直接受交感和副交感神经的控制,而外生殖器官则由阴部神经所支配。阴部神经为体节神经,由第二、三、四骶神经前支的分支所组成,与阴部内动脉并行,在坐骨神经节内侧上方分为 3 支,即痔下神经、阴蒂背神经及会阴神经。

1.1.5 女生殖器邻近器官

女性生殖器官与骨盆腔其他器官不仅在位置上互相邻接,而且血管、淋巴及神经也相互密切联系。当某一器官有病变时,如创伤、感染、肿瘤等,易累及邻近器官。

1.1.5.1 尿道

介于耻骨联合和阴道前壁之间。长 4~5cm,直径约 0.6cm。尿道内括约肌为不随意肌,尿道外括约肌为随意肌,且与会阴深横肌密切联合。由于女性尿道短而直,又接近阴道,易引起泌尿系统感染。

1.1.5.2 膀胱

为一囊状肌性器官,排空的膀胱为锥体形,位于耻骨联合之后、子宫之前。其大小、形状可因其盈虚及邻近器官的情况而变化。由于膀胱充盈可影响子宫及阴道,故妇科检查及手术前必须排空膀胱。膀胱充盈时可凸向骨盆腔甚至腹腔。

1.1.5.3 输尿管

为一对肌性圆索状长管,起自肾盂,终于膀胱,各长约 30cm,粗细不一,最细部分的内径仅 3~4mm,最粗可达 7~8mm。在施行妇科手术时,应当注意避免损伤输

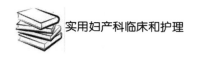

尿管。

1.1.5.4　直肠

位于盆腔后部,其上端与乙状结肠相接,向下穿过盆膈,下端与肛管相连。成人从左侧骶髂关节至肛门全长 15～20cmn。肛管长 2～3cm,在其周围有肛门内外括约肌及肛提肌,而肛门外括约肌为骨盆底浅层肌的一部分。因此,妇科手术及分娩处理时均应注意避免损伤肛管、直肠。

1.1.5.5　阑尾

阑尾根部连于盲肠的后内侧壁,远端游离,长 7～9cm,通常位于右髂窝内。但其位置、长短、粗细变化颇大,有的下端可达右侧输卵管及卵巢部位,而妊娠期阑尾位置又可随妊娠月份增加而逐渐向上外方移位。因此,妇女患阑尾炎时有可能累及子宫附件,应注意鉴别诊断。

1.2　妊娠生理

妊娠(pregnancy)是胚胎和胎儿在母体内发育成长的过程。卵子受精是妊娠的开始,胎儿及其附属物排出是妊娠的终止。妊娠全过程约 280 天(即 40 周)。是变化非常复杂又极为协调的生理过程。

1.2.1　胚胎的形成

1.2.1.1　受精

成熟的精子和卵子相结合的过程称为受精(fertilization)。正常发育成熟并已获能的精子和正常发育成熟的卵子相遇是受精的必要条件。

精子的运行及获能:精子在睾丸曲细精管中发生,在附睾中成熟并具有受精能力。一般认为,性交后 1～3 天,或更严格地说精子只有在性交后 36～48 小时之内,才具有受精能力。精子依靠自身活动和尾部摆动、子宫肌肉收缩、宫腔液体流动及上皮纤毛活动等,经子宫腔向输卵管移动。精子在经过宫腔时,受子宫内膜产生的淀粉酶影响,顶体酶上的"去获能因子"被解除,此过程称为精子获能。获能后的精子才具有受精能力。

卵细胞的输送:卵细胞本身无活动能力,其输送完全依赖于输卵管的推进功能。成熟卵泡排卵时,卵泡液带着有卵丘的次级卵母细胞经排卵点缓慢流出,被输卵管伞

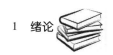

端的"捡拾作用"所捕获,然后由输卵管黏膜上皮的纤毛活动,将卵细胞输送到输卵管壶腹部,输卵管液在壶腹部流动缓慢,便于卵子在壶腹部停留并在此受精。卵细胞从卵巢排出后,如 24 小时内不受精则开始变性,一般认为卵子排出后 15～18 小时之内受精效果最好。

受精:获能精子进入次级卵母细胞的透明带是受精的开始,卵原核与精原核染色体融合是受精过程的完成。精子进入女性生殖道与卵子在输卵管壶腹部相遇,精子顶体释放出水解酶,消化卵子表面的放射冠和透明带,当精子穿过透明带,附着于卵膜表面时,卵细胞进行第二次成熟分裂,精子穿入卵细胞后逐渐发生所谓的"皮质反应",即透明带变质,使透明带以外的精子不能再穿入,正在穿入的精子则被固定于透明带内,以保证单精子受精。精子进入卵细胞后通过两性原核的融合,形成一个新细胞,恢复 46 条染色体,性染色体是 XX 的胚胎是女性,XY 的胚胎是男性。已受精的卵子称为受精卵或孕卵,它是一个新生命的开始。

1.2.1.2 受精卵的发育和输送

受精后 24 小时孕卵即开始有丝分裂,其分裂过程称为卵裂。受精后 24～36 小时孕卵为双细胞阶段,以后平均约 12 小时分裂一次,约在受精后 72 小时孕卵即发育成一个由 12～16 个细胞组成的实心细胞团,形如桑葚,称为桑葚胚,也称早期囊胚。孕卵分裂与输送同时进行,输卵管肌肉的蠕动和黏膜上皮纤毛的摆动将受精卵向宫腔方向输送。约在受精后 3～4 天早期囊胚进入子宫腔,在宫腔内继续分裂发育成晚期囊胚。

1.2.1.3 孕卵的着床

晚期囊胚侵入到子宫内膜的过程称为孕卵植入或着床(implantation)。着床约开始于受精后的第 6～7 天,至第 11～12 天完成。着床前孕卵所需营养来自卵细胞的胞质、输卵管液和宫腔液,着床部位大多在宫底与宫内口之间的前壁或后壁,以后壁更多见,偶见于子宫侧壁。完成着床必须具备的条件有:①孕卵在输卵管内正常运行;②透明带准时溶解消失;③子宫内膜与囊胚在发育上的精确同步化;④正常的子宫蜕膜反应及允许着床的子宫内环境等。这些都是在雌激素和孕激素的精细调节下实现的。

1.2.1.4 蜕膜的形成

在囊胚着床的刺激下,子宫内膜进一步增厚,血液供应更丰富,腺体分泌更旺盛,基质中结缔组织更肥大,细胞质中糖原更丰富,这一系列变化称为蜕膜反应。妊娠期的子宫内膜称为蜕膜(decidua),具有保护和营养胚胎的作用。依其与孕卵的关系分

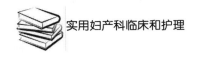

为三部分：

底蜕膜：位于囊胚和子宫壁之间的蜕膜，将来发育成胎盘的母体部分。

包蜕膜：覆盖在囊胚上的蜕膜，使孕卵与子宫壁隔开，在胚胎发育过程中逐渐退化，与壁蜕膜逐渐融合。

壁蜕膜：除底蜕膜和包蜕膜外，覆盖于子宫腔表面的蜕膜统称为壁蜕膜，又称真蜕膜。

1.2.2　胚胎的发育

囊胚着床后，内细胞团继续增殖和分化，先在内细胞团和滋养层之间形成一个囊腔，称为羊膜囊；继之在内细胞团的囊胚腔一侧形成另一个囊腔，称为卵黄囊；两囊壁相接处呈盘状，称为胚盘，是胚胎的始基。近羊膜囊一侧的排列不规则、高柱状大细胞是外胚层；近卵黄囊一侧的整齐立方细胞是内胚层。在受精后 3 周左右，从胚盘的外胚层分出中胚层，此时称为三胚层时期。以后，三个胚层继续发育，形成胎儿身体的各个部分。

外胚层主要分化为皮肤及毛发、唾液腺、乳腺、鼻通道、外耳道、眼晶状体、结膜、角膜、肛门及神经系统等。

中胚层主要分化为骨骼、肌肉、结缔组织、血液、循环系统、泌尿生殖系统及肾上腺皮质等。

内胚层主要分化为消化道、呼吸道、肝、胆囊、胰腺、甲状腺、扁桃体、甲状旁腺、胸腺及女性尿道、男性尿道末段和膀胱的上皮等。

1.2.3　胎儿的发育特点

胚胎的生长以 4 周作为一个孕龄单位。妊娠 8 周内（即受精 6 周内）是胎体主要器官发育形成的时期，称为胚胎（embryo）；妊娠 8 周后是胎体各器官进一步成长成熟的时期，称为胎儿（fetus）。妊娠各周胎儿发育的特点如下：

8 周末：胚胎初具人形，头的大小约占整个胎体的一半。能分辨出口、鼻、外耳、眼睑、眼球等。四肢增大，有关节、手指和脚趾形成，B 超可见胎心搏动。

12 周末：胎儿身长约 9cm，体重约 20g，外生殖器已分化，四肢有微弱活动，大多数骨骼中已出现骨化中心。

16 周末：胎儿身长约 16cm，体重约 100g，从外生殖器上可以确定胎儿性别，部分孕妇自觉有胎动，胎儿已开始呼吸运动，并开始长出头发，X 线检查可见脊柱阴影。

20 周末：胎儿身长约 25cm，体重约 300g，皮肤暗红，全身有毳毛，开始出现吞咽、

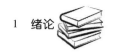

排尿功能,出生后可有心跳及呼吸。腹部检查可听见胎心音,孕妇自觉胎动明显。

24 周末:胎儿身长约 30cm,体重约 700g,各脏器均已发育,皮肤有皱纹,皮下脂肪开始沉积。

28 周末:胎儿身长约 35cm,体重约 1000g,皮肤发红,有时可见胎脂,皮下脂肪少,面部皱纹多,出生后能啼哭,会吞咽,生活能力弱,加强护理可以存活,但易患特发性呼吸窘迫综合征。

32 周末:胎儿身长约 40cm,体重约 1700g,面部毳毛已脱落,生活力尚可,适当护理可以存活。

36 周末:胎儿身长约 45cm,体重约 2 500g,皮下脂肪多,指(趾)甲已达指(趾)端,出生后能哭,有吸吮能力,生活力良好,生后基本可以存活。

40 周末:胎儿已成熟,身长约 50cm,体重约 3000g,双顶径约 9.3cm,皮肤粉红色,皮下脂肪丰满,胎脂消失,指(趾)甲超过指(趾)端,男性胎儿睾丸已下降至阴囊,女性胎儿大小阴唇发育良好,出生后哭声响亮,吸吮能力强,能很好存活。

1.2.4 胎儿附属物的形成与功能

胎儿附属物包括胎盘、胎膜、羊水及脐带。

1.2.4.1 胎盘(placenta)

胎盘于妊娠 6~7 周时开始形成,12 周末时完全形成。足月的胎盘呈圆形或椭圆形,重约 450~650g,直径 16~20cm,厚约 1~4cm,中间厚、边缘薄。胎盘分为母体面和胎儿面,母体面呈暗红色,粗糙,约有 15~20 个小叶;胎儿面覆盖着羊膜,呈灰蓝色,光滑、半透明。脐带附着于胎儿面中央附近,脐动静脉从脐带附着点向四周呈放射状分布,分支伸入胎盘各小叶,直达边缘。

1.2.4.2 脐带(umbilical cord)

脐带为胎儿与胎盘连接的纽带。外层为羊膜,内有两条较细、壁厚的脐动脉和一条较粗、管壁薄的脐静脉,脐血管外为胶样结缔组织(华通胶)。脐带长约 30~70cm,平均约 50cm,直径约 1~1.5cm。脐带≥70cm 者称为脐带过长。脐带≤30cm 者称为脐带过短。脐带过长、过短时,对胎儿均有影响。脐带过长是发生脐带缠绕、打结、脱垂的主要原因,脐带过短在分娩过程中可阻碍胎先露部下降,或脐带紧张而影响脐带血运,引起胎儿窘迫,甚至可引起胎盘早剥或滞产。脐带是胎儿循环的通道,一旦受压,可引起血运障碍,危及胎儿生命。

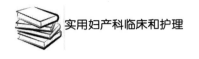

1.2.4.3　羊水

羊水是羊膜囊内含有的液体。妊娠足月时羊水量约为 1000ml。在妊娠的任何时期,若羊水量超过 2000ml,可诊断为羊水过多;若在妊娠晚期羊水量少于 300ml,可诊断为羊水过少。羊水过多或过少均属高危妊娠,会影响围生儿的预后,须引起重视。羊水呈弱碱性,妊娠早期的羊水主要是母体血浆的漏出液。妊娠中期以后胎儿的尿液是羊水的重要来源。羊水不是静止的,而是不断进行液体交换,以保持羊水量的相对恒定。妊娠前半期羊水透明,后半期因含有脱落的毳毛、胎脂和上皮细胞,略显混浊。羊水中含有大量的激素和酶类。

在妊娠过程中,羊水有保护胎儿和母体的功能。使胎儿在宫腔内有一定的活动度,防止胎儿与羊膜粘连;保持子宫腔内的温度恒定;使宫腔内压力均匀分布,保护胎儿不受外来损伤;减少母体因胎动引起的不适;有利于胎儿的体液平衡。临产时,羊水能传导子宫收缩的压力,同时形成前羊水囊有利于扩张子宫颈口;破膜后,可润滑产道,同时冲洗阴道减少感染的发生。

2　妇科常规检查和特殊检查

2.1　妇科检查概述

妇科检查(盆腔检查)的范围包括外阴、阴道、子宫颈、子宫体、附件及其他宫旁组织。其检查方法主要借助于阴道窥器、双合诊、三合诊及直肠－腹部诊行女性生殖器官的视诊、触诊检查。

2.1.1　适应证

疑为妇产科疾病或须排除妇产科疾病的患者及体检中妇科盆腔检查。

2.1.2　禁忌证

无性生活史患者禁做双合诊、三合诊及阴道窥器检查;若病情需要必须施行者,须经患者及家属签字同意。

危重患者若非必须立即进行妇科检查者,可待病情稳定后再施行。

2.1.3　操作方法及程序

(1)器械准备

一次性臀部垫单,无菌手套、阴道窥器、鼠齿钳、长镊、子宫探针、宫颈刮板、玻片、棉拭子、消毒液、液状石蜡或肥皂水、生理盐水等。

(2)基本要求

①检查者应关心体贴被检查患者,态度严肃,语言亲切,检查仔细,动作轻柔。

②除尿失禁患者外,检查前应排空膀胱,必要时导尿。大便充盈者应先排便或灌肠。

③每检查一人,应由医务人员更换置于被检查者臀部下面的垫单(纸),其他器械也均须每次更换,防止交叉感染。

④一般盆腔检查时均取膀胱截石位,检查者面向患者,立在患者两脚间。重危者、

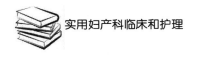

不宜搬动者在病床上或单架上检查。

⑤月经期不作检查,若有异常阴道出血,检查前应先消毒外阴。

⑥未婚者忌做双合诊及窥阴器检查,仅作直肠腹部联合诊。若确要作妇科检查应征得本人及家属同意后方可进行。

⑦对腹壁肥厚、高度紧张或未婚患者,在盆腔检查不满意时,宜肌注盐酸哌替啶(哌替啶)或骶管麻醉下进行。

2.2　阴道分泌物检查

2.2.1　适应证

阴道分泌物检查主要用于常见阴道炎的鉴别诊断,常见的阴道炎有滴虫阴道炎、外阴阴道念珠菌病及细菌性阴道病。主要有悬滴法、pH测定和培养法。悬滴法及培养法用于检测三种常见阴道炎的病原体;pH测定是根据三者的病原体不同、阴道分泌物的pH不同,来检测阴道分泌物的pH值。

培养法主要用于:①临床高度怀疑滴虫阴道炎或外阴阴道念珠菌病,但悬滴法检测滴虫或念珠菌阴性;②临床已诊断滴虫阴道炎或外阴阴道念珠菌病,但经过抗滴虫治疗或抗真菌治疗,疗效不佳,考虑有耐药发生。此外,复发性外阴阴道念珠菌病考虑有非白念珠菌感染的可能时,均应做分泌物培养,确定病原体。

2.2.2　操作方法及程序

2.2.2.1　悬滴法

方法:悬滴法也称湿片法,有生理盐水悬滴法及10%氢氧化钾悬滴法。前者用于检测滴虫及线索细胞,后者用于检测念珠菌的芽孢及假菌丝。将1~2滴生理盐水及10%氢氧化钾混合,然后在显微镜下进行检查。

诊断标准:在生理盐水的湿片上见到呈波浪状运动的滴虫及增多的白细胞,即可诊断滴虫性阴道炎。在10%氢氧化钾的湿片上见到芽孢及假菌丝可诊断为外阴阴道念珠菌病。在生理盐水的湿片上见到线索细胞,结合分泌物的其他特点,如白色,均质的分泌物,胺试验阳性,pH>4.5,则可诊断细菌性阴道病。

2.2.2.2　pH测定

方法:pH测定主要采用精密pH试纸(4~7)测定阴道分泌物的pH值。

诊断标准:滴虫阴道炎的阴道分泌物 >4.5。外阴阴道念珠菌病的 pH < 4.5,若 pH >4.5,提示有混合感染,如同时有滴虫感染等。细菌性阴道病应 pH >4.5。

2.2.2.3 培养法

滴虫培养:取阴道分泌物放在肝浸汤培养基或大豆蛋白胨培养基中,37℃孵育 48h 后镜检有无滴虫生长。

念珠菌培养:取阴道分泌物放在 TTC 沙保罗培养基上,置湿温或 37℃温箱,3 ~4d 后出现菌落。若菌落为白色,有可能为白念珠菌,若为红色、紫红色等其他颜色可能为非白念珠菌。若进一步对白念珠菌及非白念珠菌进行菌种鉴定,需在玉米 ~吐温培养基上进一步培养,25℃培养 72h,显微镜下有假菌丝,中隔部伴有成簇的圆形分生孢子,顶端有厚壁的后膜孢子,芽管试验阳性,即为白念珠菌。不符合以上特征的即为非白念珠菌。其他非白念珠菌的菌株鉴定,须通过糖发酵及糖同化试验进一步鉴定。无症状时不应做培养。

2.2.3 注意事项

做悬滴法检查时,注意取分泌物前 24 ~48h 避免性交、阴道灌洗或局部用药,取分泌物时窥器不涂润滑剂,分泌物取出后应及时送检,若怀疑滴虫,应注意保暖,尤其冬日,否则滴虫活动力减弱,造成辨认困难。

2.3 细胞学检查

将阴道或宫颈的脱落细胞制成细胞涂片,经过染色及相应处理,观察细胞形态特征,用于外阴、阴道、子宫颈、子宫内膜及输卵管等部位肿瘤,也是炎症、内分泌状况诊断的一种检查方法。目前常用的检查为液基细胞学检查,它是采用液基薄层细胞检测系统检测宫颈细胞并进行细胞学分类诊断,它是目前国际上较先进的一种宫颈癌细胞学检查技术,与传统的宫颈刮片巴氏涂片检查相比明显提高了标本的满意度及宫颈异常细胞检出率。宫颈防癌细胞学检查对宫颈癌细胞的检出率为 100%,同时还能发现部分癌前病变,微生物感染如霉菌、滴虫、病毒、衣原体等。所以液基技术是应用于妇女宫颈癌筛查的一项先进的技术。

2.3.1 适应证

可疑外阴、阴道、宫颈、子宫内膜等部位肿瘤或炎症。

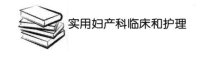

阴道排液、可疑输卵管肿瘤。

明确机体雌激素水平。

宫颈、阴道病毒感染。

有性生活女性体格检查必查项目。

2.3.2 操作方法及程序

2.3.2.1 阴道脱落细胞检查

患者取膀胱截石位,窥具打开阴道后,用刮板在阴道上 1/3 侧壁处轻轻刮取黏液及分泌物,均匀涂抹于载玻片上,玻片上放置 95% 酒精或置于 10% 福尔马林液中固定;巴氏染色、阅片。

2.3.2.2 宫颈脱落细胞检查

患者取膀胱截石位,窥具打开阴道后,用刮板轻轻刮取宫颈黏液及分泌物,均匀涂抹于载玻片上,固定、染色、阅片方法同上。

2.3.2.3 吸片法

用吸管吸取后穹隆积液,将其均匀涂抹于载玻片上并固定。可用于阴道、宫颈、子宫内膜及输卵管病变的诊断,子宫内膜病变者尚可用专门制备的纤维宫腔吸管,伸入子宫腔,吸取宫腔内液体、细胞制片,固定、染色、阅片方法同上。

2.3.2.4 超薄液层细胞涂片技术(TCT)

应用特殊毛刷传统的操作方法伸入宫颈管内,旋转一周取样,将所取样本放入特制装有液体的小瓶中,经离心制片,固定、染色、阅片方法同上。该技术使薄片上细胞均匀分布、形态伸展、去除黏液及红细胞的干扰,细胞利于阅片者辨认。

2.3.2.5 计算机辅助宫颈细胞学诊断技术(CCT)

将细胞学诊断标准和计算机图形处理技术相结合,制成计算机细胞学诊断程序,利用计算机阅读细胞涂片,进行诊断。

2.3.3 注意事项

标本采集前 3 天应避免性交、阴道检查、阴道冲洗及上药;宫颈黏液较多时应使用干棉签将其轻轻拭去;阴道出血时应避免采集标本;可将细胞固定储存于液态储存液中,使用时制备成细胞涂片,特定的固定液可将红细胞及黏液溶解,使细胞形态更加清晰,易于观察。

2.3.4 阴道脱落细胞检查的意义

2.3.4.1 评价性激素对阴道上皮细胞的影响程度

阴道的复层上皮细胞的生长发育和成熟直接受到雌激素、孕激素及雄激素等性激素的影响,尤其是雌激素。雌激素可促使底层细胞向中层细胞分化,促使中层细胞向表层细胞分化及脱落。三层细胞所占比例一般用阴道细胞成熟指数(MI)表示,即底层/中层/表层。底层细胞所占比例增加称为"左移",一般表示雌激素水平低,表层细胞所占比例增加称为"右移",表示雌激素水平升高,中层细胞增多称为"居中",表示细胞成熟不全;三层细胞均匀相似,称为"展开",提示有大剂量雄激素影响。

雌激素水平对阴道脱落细胞的影响:雌激素轻度影响:表层细胞 <20%;高度影响:表层细胞 >60%,基本上无底层细胞。雌激素低落时出现底层细胞,轻度低落,底层细胞 <20%;中度低落,底层细胞 20% ~40%;高度低落底层细胞 >40%。

2.3.4.2 在妇科肿瘤诊断中的应用

恶形肿瘤细胞核大而深染,核仁大小不等,形态各异,染色质不均,可呈团块状或粗大颗粒状,可见核分裂象异常及核分裂像,细胞排列紊乱。可用于阴道癌、宫颈鳞癌、宫颈腺癌、子宫内膜癌及输卵管癌的诊断。阴道脱落细胞检查是最经济、最直接、最容易被患者接受的检查方法,广泛用于宫颈癌早期筛查,有效提高了人类宫颈癌的早期诊断率和总存活率。

2.3.5 阴道细胞学诊断

2.3.5.1 正常阴道脱落细胞的形态特征

(1)鳞状上皮细胞

来源于阴道壁及子宫颈阴道部,约占脱落细胞80%。根据细胞位置的不同,由上皮底层向上皮表面,可分为底层细胞、中层细胞和表层细胞。

①底层细胞:源于上皮的深棘层,可分为内底层和外底层细胞,此类细胞小而圆,胞质厚蓝染核:浆比1:1 ~1:4 之间。正常育龄妇女很少见到此类细胞,宫颈或阴道重度炎症时,底层细胞暴露可出现;绝经期妇女,上皮变薄,底层细胞可脱落,涂片可见底层细胞。

②中层细胞:源于上皮的浅棘层,核:浆比进一步加大为 1:5 ~6,细胞质外径远远超过细胞核,巴氏染色呈浅蓝色,细胞核呈圆形或卵圆形,镜下呈网状,细胞形态呈舟状或多边形。

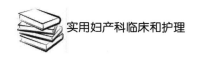

③表层细胞:源于上皮表层,细胞大形态不规则,可呈多边形,边缘皱褶,巴氏染色呈淡粉色或淡蓝色,细胞核小,固缩,形态致密。

(2)柱状上皮细胞

来源于宫颈管、子宫内膜及输卵管黏膜。

①宫颈内膜细胞:可分为宫颈黏液细胞和纤毛细胞。宫颈黏液细胞呈高柱状,细胞大小不一,核位于细胞底部或偏内端,胞核呈圆形或卵圆形,染色质分布均匀,巴氏染色胞质染色形,位于细胞底部。

②子宫内膜细胞:为柱状细胞,形态小于子宫颈内膜细胞,核呈圆形或卵圆形,细胞边缘不清,常成堆出现,容易褪化,留下一片裸核。

(3)其他

细胞涂片上可见吞噬细胞、红细胞、白细胞等非上皮来源细胞,以及阴道杆菌、滴虫、真菌等微生物。

2.3.5.2 诊断

阴道脱落细胞诊断主要有巴氏分级诊断和描述式诊断(TBS分类)。巴氏分级法因结果与病理学诊断相差较远,目前国际上已不再应用,我国也逐步被淘汰。目前正逐步推行普及描述式诊断系统——TBS分类法。

(1)巴氏涂片及巴氏分级法

巴氏Ⅰ级:涂片中无异形或不正常细胞。

巴氏Ⅱ级:细胞形态有异形,但无恶性证据,根据异形轻重,可分为Ⅱa和Ⅱb。

巴氏Ⅲ级:可疑恶性,但不能确定。

巴氏Ⅳ级:细胞学高度怀疑恶性

巴氏Ⅴ级:细胞学肯定恶性。

(2)TBS分类法(TBS,2001)

①良性细胞学改变(WNL):包括各类微生物感染性改变,妊娠、炎症、宫内节育器及放疗后的反应性和修复性改变。

②鳞状上皮细胞异常:

意义不明的不典型鳞状细胞(ASCUS):包括意义不明的不典型鳞状细胞(ASC-US),不除外上皮内高度病变的不典型细胞(ASCH)。

低度鳞状上皮内病变(LGSIL),即CINⅠ,包括HPV感染的细胞改变或轻度不典型增生。

高度鳞状上皮内病变(HGSIL),即CINⅡ和CINⅢ,包括中、重度不典型增生及原位癌。

鳞状细胞癌（SCC）。

③腺细胞异常：

非典型腺细胞（AGC），也称意义不明的宫颈管内非典型腺细胞（AGUS），倾向于良性反应性改变，倾向于原位腺癌。

倾向于肿瘤的非典型腺细胞，来源于子宫内膜，来源不明。

可疑腺癌，颈管原位癌（AIS）

腺癌（EA），来源于宫颈管，子宫内膜，其他来源。

④不能分类的癌细胞。

⑤其他恶性细胞。

2.4　外阴及宫颈活组织检查

2.4.1　外阴活组织检查

2.4.1.1　适应证

外阴赘生物需明确诊断者。

疑外阴恶性病变，需明确诊断者。

外阴特异性感染（结核、阿米巴、尖锐湿疣等）。

外阴白色病变疑恶变者。

外阴溃疡久治不愈，需明确诊断或疑恶变者。

2.4.1.2　禁忌证

外阴急性化脓性感染。

月经期。

疑恶性黑色素瘤者禁忌门诊作活检。在住院，准备行根治手术的情况下，作较广泛的完整病灶切除。按冰冻病理报告结果，决定手术范围。

2.4.1.3　操作方法及程序

患者取膀胱截石位，常规消毒外阴，局部麻醉。小赘生物可自蒂部剪下或活检钳钳取，局部压迫止血。病灶面积大者行一梭形切口，切除病灶部位的皮肤、皮下组织以及病灶周围的部分正常皮肤，切口以丝线缝合，一般3～5天拆线。标本用10%甲醛

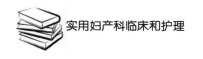

或95%酒精固定后送病理检查。

2.4.1.4 注意事项

注意伤口卫生,以免感染。

必要时抗生素预防感染。

术后7~10日听取病理检查结果。

2.4.2 宫颈活组织检查

子宫颈活组织检查是采取子宫颈的小部分组织作病理学检查,以确定子宫颈病变或可疑病变的重要诊断方法。正常子宫颈上皮是由宫颈阴道部的鳞状上皮与宫颈管柱状上皮所共同组成,两者交界部位于宫颈外口,称为原始鳞—柱交界部。此交界部亦称移行带,当体内雌激素水平增高时,交界部外移,体内雌激素水平低时,交界部内移,甚至退缩至颈管上端。交界部因其组织学特点,往往是宫颈癌的好发部位,也是宫颈涂片、活检的重点部位。

2.4.2.1 适应证

宫颈细胞学涂片巴氏Ⅲ级或Ⅲ级以上者,或CCT提示CINⅠ~CINⅢ级者。

宫颈细胞涂片巴氏Ⅱ级或CCT示不典型鳞状细胞或不典型腺细胞,经抗感染治疗后仍为Ⅱ级或不典型鳞状细胞或不典型腺细胞者。

宫颈炎症反复治疗无效者,宫颈溃疡或生长赘生物者。

临床可疑为宫颈恶性病变,宫颈特异性感染(如宫颈结核、阿米巴、尖锐湿疣等)需明确诊断者。

2.4.2.2 禁忌证

急性炎症:如滴虫、真菌或细菌感染急性期。

急性附件炎或盆腔炎。

经期或宫腔流血量较多者。

2.4.2.3 操作方法及程序

窥器暴露宫颈,用干棉球擦净宫颈黏液及分泌物,局部消毒。

以宫颈钳固定宫颈,活检钳取材,一次钳取一小块组织,根据病情需要可以多点取材。

创面压迫止血。若出血较多,局部填塞带尾纱布压迫,纱布尾绳留于阴道外口,嘱患者24小时后自行取出。

标本固定于10%甲醛溶液中,多点取材时,应按取材部位分块、分瓶标记送检。

2.4.2.4 注意事项

注意在宫颈外口鳞状上皮、柱状上皮移行带处或肉眼糜烂较重或可疑病变处或正常与异常上皮交界处取材,所取组织要有一定的深度,应包括上皮及间质,以确定间质浸润情况。

对病变明显者,可作单点活检以最后明确诊断。对于可疑癌变者,应多点活检取材,一般取3、6、9、12点处组织,或在希勒氏液指引下碘不着色区或可疑部位取活体,按取材部位分块、分瓶标记送检。

若条件允许,最好在阴道镜指导下行定位活检。

活组织取下后可用含云南白药带尾纱布填塞,压迫宫颈,以防出血。嘱患者24小时后自行取出。如取出纱布后出血多,应立即来院急诊处理。

若活检时出血活跃,可用止血剂或止血海绵放在宫颈出血处再用棉塞压迫或者电凝止血。估计次日取出棉塞后可能再出血者,嘱其来院由医师取出棉塞。

嘱患者7～10日来门诊听取病理检查结果。

2.5 诊断性刮宫

诊断性刮宫(简称诊刮)是刮取子宫内膜,做病理检查以明确诊断。如需排除颈管病变时,则需分别刮取宫颈管黏膜和子宫内膜,称分段诊刮,可明确病变部位及相互蔓延、累及的情况,指导临床分期、治疗及预后的估计,用于子宫内膜癌和子宫颈癌的患者。

2.5.1 适应证

子宫异常出血,需证实或排除子宫内膜癌、宫颈管癌或其他病变如流产、子宫内膜炎等。

对功血或不全流产,作诊刮既可明确诊断,又可起治疗作用。

不孕症取内膜了解有无排卵及内膜发育情况。

闭经如疑有子宫内膜结核、卵巢功能失调、宫腔粘连等。

宫外孕的辅助诊断。

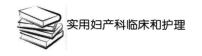

2.5.2 禁忌证

合并感染的妇科患者不宜立即作诊刮,应先予以抗感染再作诊刮。

2.5.3 操作方法及程序

排空膀胱,取膀胱截石位,常规消毒外阴、阴道、铺巾。

行双合诊检查,确定子宫大小、位置及宫旁组织情况。

用窥器扩张阴道暴露宫颈,以消毒液再次消毒阴道及宫颈。

用宫颈钳固定宫颈,用探针探测宫腔深度(若需分段诊刮则应先刮宫颈内膜,再探宫腔)。

用特制的诊断性刮匙,刮取子宫内膜。

刮宫时,刮匙由内向外沿宫腔四壁、宫底及两侧角有次序地将内膜刮出并注意宫腔 有无变形、高低不平等。

刮出的子宫内膜全部固定于 10% 甲醛或 95% 酒精中,送病理检查。

2.5.4 注意事项

正确掌握诊断性刮宫的时间及范围。

了解卵巢功能:应在月经前 1～2 天或月经来潮 24 小时内。

功能失调性子宫出血:如疑为子宫内膜增生症者,于月经前 1～2 天或月经来潮 24 小时内诊刮,如疑为子宫内膜剥脱不全时,则应于月经第 5～7 天诊刮。出血多或时间长,则抗感染治疗随时诊刮。

原发不孕:应在月经来潮前 1～2 天诊刮,如分泌像良好,提示有排卵;如内膜仍呈增生期改变,则提示无排卵。

子宫内膜结核:应于月经前 1 周或月经来潮 12 小时内诊刮,刮宫时要特别注意刮两侧宫角部,因该处阳性率较高(术前怀疑为结核者应先用抗结核药)。

条件允许,可根据患者要求或如患者精神紧张或患者为未婚者可酌情予以镇痛剂或静脉麻醉或宫旁阻滞麻醉。

阴道出血时间长者,常合并有宫腔内感染,术前和术后应用抗生素预防及控制感染。

如为了解卵巢功能而作诊刮时,术前至少 1 个月停止应用性激素。

需行刮宫止血时,应尽量刮净内膜,以起到止血作用。

放置子宫探针、刮匙作宫腔搔刮时,要注意子宫位置,操作应轻柔,尤其是哺乳期或绝经期妇女及怀疑子宫内膜癌、绒癌的患者。

术后根据病情予以抗生素防止感染。一般禁盆浴及性生活 2 周。

2.6 输卵管通畅性检查

2.6.1 输卵管通液

2.6.1.1 适应证

对不孕症患者明确输卵管是否通畅。

输卵管成形或再通术后观察。

治疗输卵管轻度闭塞。

2.6.1.2 禁忌证

阴道流血者;急性盆腔炎;各种阴道炎;阴道清洁度 3 度以上或重度宫颈糜烂者;月经干净后有性生活史者;检查前体温超过 37.5℃;有严重脏器疾患、糖尿病、癌症等者。

2.6.1.3 操作方法及程序

向受术者讲明术中可能有的不适,病人排尿后取膀胱截石位。

常规外阴阴道消毒,铺巾。

术者戴无菌手套,做双合诊查清子宫位置及大小。

扩开阴道并重新消毒阴道及颈管。

轻牵宫颈,将通液头送入颈管内并使锥形橡皮或气束紧贴宫颈,以免漏液,由导管缓慢注入生理盐水,在生理盐水中可加入抗生素及地塞米松等药物,以预防感染及防止过敏反应。液体不宜太冷,以免引起输卵管痉挛。注液速度宜慢,以每分钟进入 5ml 为宜。如注入液体 20ml 无阻力,病人也无不适感,示双侧输卵管通畅,如注入液体 5 ~ 8ml 后有阻力感,且有液体自注射器回流或自宫颈口外溢,同时病人诉下腹部疼痛,示双侧输卵管阻塞;如加压推注液体进入 10ml 以上,则示输卵管部分阻塞。如病人紧张,术前半小时可肌注阿托品 0.5 ~ 1mg,避免输卵管痉挛造成的阻力。由于输卵管通液较安全,且在一定压力下注入液体有分离轻度粘连作用,故目前使用较广泛。

2.6.1.4 注意事项

术后 1 周禁性交。

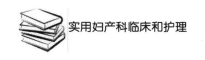

手术应在月经净后 3~7 天内,月经后无性交者。

输卵管通液通气通畅者也可只是一侧通畅,梗阻部位不够明确。

如输卵管痉挛,可出现假阳性。

注射时要缓慢,动作要轻柔。

2.6.2 输卵管碘油造影

2.6.2.1 适应证

原发不孕或继发不育要求检查输卵管是否通畅者。

曾行输卵管通液术,结果通常,但半年以上仍未妊娠者。

曾行输卵管通液术,结果不通或通而不畅者。

习惯性流产,了解有无宫颈内口松弛或子宫畸形。

确定生殖道畸形的类别。

寻找子宫异常出血的原因。

协助诊断宫腔内肿瘤、息肉、生殖器畸形、宫腔粘连、增殖期内膜、分泌期内膜。

子宫腺肌症。

滋养细胞肿瘤肌层内病变(病灶与宫腔相通者)。

2.6.2.2 禁忌证

生殖道急性、亚急性炎症。

严重的全身疾病。

流产、剖宫或产后 6 周内。

子宫出血、宫内膜尚未完全恢复前。

检查前体温超过 37.5℃。

碘过敏者。

2.6.2.3 操作方法及程序

宜在月经后 3~7 天施行,术前一周禁止性交,如为确定子宫颈内口松弛症及协助诊断分泌期内膜,应在排卵后施行。

碘过敏试验:静脉试验是比较可靠而常用的方法,30% 泛影葡胺 1ml 加生理盐水 2ml,静脉注射,严密观察 10 分钟,出现心慌、颊黏膜水肿、恶心、呕吐、荨麻疹为阳性,重者发生休克。

要求每次造影前必须做过敏试验,试验本身也可引起过敏反应,故事先要询问过敏史并做好应急准备,少数患者虽过敏试验阴性,造影时仍可出现过敏反应,故造影前也要备好急救药品。

取膀胱截石位,检查子宫位置后,常规消毒铺巾。

暴露宫颈,以宫颈钳夹持宫颈,导管插入宫颈内,束内注气3ml,以封闭宫颈内口,用金属导管者,应顶紧橡皮塞,固定导管位置,防止碘化剂外溢。

先在荧光屏上观察盆、腹腔中有无异常阴影,将导管内气体抽出,在透视下慢慢注入造影剂至子宫腔,当发现宫腔有充盈缺损时,暂停注入,立即摄片。若宫腔充盈良好,待双输卵管显影后再摄片,若宫腔充盈好而输卵管不显影,可能由于输卵管间质部阻塞或痉挛所致,子宫角部圆钝并伴有子宫收缩时,痉挛的可能性大,立即肌注阿托品0.5mg或维持一定注射压力,等待15～20分钟,可望痉挛解除而显影,碘油造影在第一次摄片24小时后,应擦净阴道中残存碘油,再摄一张腹部平片,若盆腔内有碘油涂布表示输卵管通畅。水剂造影剂应在首次摄片后10～20分钟摄第二张。

2.6.2.4　注意事项

术前必须排空导管内的液体及气体,以免造成假性充盈缺损而误诊,双腔管的气束应在宫颈内上方。

金属导管不能插入过深,以防穿破子宫。

注射压力不可太大,速度不应太快,当出现造影剂外溢或患者频发呛咳时,应立即停止操作,拔出导管,置患者头低足高位,严密观察。

造影后2周内勿性交、盆浴。

输卵管积水易发生感染,应预防性地使用抗生素。

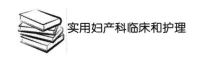

3　女性生殖器官炎症

女性生殖系统炎症是指子宫、卵巢、输卵管、盆腔腹膜、盆腔结缔组织以及外阴、阴道、宫颈的炎症,防止外界微生物污染。

3.1　前庭大腺炎、前庭大腺脓肿及前庭大腺囊肿

前庭大腺炎多发生于生育年龄妇女。主要病原体为葡萄球菌、大肠埃希菌、链球菌、肠球菌。目前,淋病奈瑟菌及沙眼衣原体也已成为常见的病原体。急性炎症期因腺管口肿胀或渗出物凝聚而阻塞,脓液不能外流形成脓肿,称前庭大腺脓肿。慢性期脓液逐渐吸收而成为清晰透明的黏液,称为前庭大腺囊肿。部分前庭大腺囊肿也可因先天性腺管狭窄、前庭大腺管损伤或腺腔内黏液脓稠,分泌物排出不畅,导致囊肿形成,前庭大腺囊肿也可继发感染形成脓肿反复发作。

3.1.1　诊断

3.1.1.1　急性前庭大腺炎及前庭大腺脓肿

(1)临床表现

①症状外阴单侧局部疼痛、肿胀,当脓肿形成时疼痛加剧,部分患者可有发热或腹股沟淋巴结肿大。

②妇科检查大阴唇下1/3处有硬块,表面红肿,压痛明显。当脓肿形成时有波动感,当脓肿内压力增大时表皮可自行破溃。

(2)辅助检查

有条件者或对需要者,可在前庭大腺开口处或破溃处取脓液做涂片及细菌培养。

3.1.1.2　前庭大腺囊肿

病史有急性前庭大腺炎史或有淋病史。

临床表现:

①症状外阴部坠胀感,性交不适。

②妇科检查在一侧大阴唇后部下方有囊性包块,常向大阴唇外侧突出,无触痛。

辅助检查诊断困难时,局部穿刺可抽出黏液。

3.1.2 治疗方案及原则

3.1.2.1 急性前庭大腺炎及前庭大腺脓肿

治疗原则保持局部清洁,抗生素治疗,脓肿形成则切开引流。

急性前庭大腺炎:

①保持局部清洁局部应用具有清洁作用的药物坐浴,必要时需卧床休息。

②应用抗生素可选用广谱抗生素。

前庭大腺脓肿应及时切开引流,脓液引流后可用抗生素冲洗并放置引流条,术后根据情况决定引流条的放置时间。

3.1.2.2 前庭大腺囊肿

囊肿较小者无症状可随访囊肿较大或反复急性发作,宜行前庭大腺囊肿造口术。

异常疼痛,硬后,应行剥除术,并送病检。

3.1.3 护理

3.1.3.1 病情观察

动态观察有无发热、外阴肿胀、疼痛、灼热感,局部皮肤有无红肿、压痛等不适症状,发现异常情况及时报告医师,并记录。

3.1.3.2 症状护理

疼痛患者,必要时遵医嘱应用止痛剂止痛。

发热患者,出汗后应及时更换衣服,注意保暖,并遵医嘱采取相应降温措施,加强支持治疗并随时记录体温、脉搏、呼吸的变化。

如发现患者有尿频、尿痛、尿急等征象,应及时通知医师。注意检测体温及感染倾向。

3.1.3.3 环境与休息

提供舒适、安静、干净的病房环境,注意通风,保持空气清新与床单位整洁。

急性炎症期应卧床休息,减少活动时的摩擦。保持外阴局部的清洁。

3.1.3.4 饮食护理

平衡膳食,进食清淡、易消化饮食,多食新鲜蔬菜和水果,保持排便通畅。

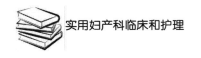

3.1.3.5 外阴护理

保持外阴清洁,配以清热解毒中药局部热敷或坐浴。必要时遵医嘱应用抗生素,以预防感染。

3.1.3.6 脓肿及囊肿手术治疗

手术前,告知患者手术治疗的必要性、手术步骤以及术后的注意事项。

手术后,注意:①遵医嘱药液擦洗外阴,每日 2 次;②如有引流条应每日更换;③待伤口愈合后使用药液坐浴,每日 2 次。

3.1.4 健康指导

认真倾听患者主诉,讲解炎症发生原因、诱因及防护措施,消除焦虑情绪,使其积极配合治疗。

培养良好的卫生习惯,增强其对炎症的预防意识,减少或杜绝再感染的机会。

指导患者掌握药液坐浴方法,包括药液的配制,温度,坐浴的时间及注意事项。

3.2 阴道炎

正常情况下由于女性阴道解剖组织学特点对病原体的侵入有天然的防御功能。当阴道的自然防御功能受到破坏时,病原侵入人体导致阴道炎症的发生。从微生态角度看:正常女性阴道菌群中,乳酸杆菌为优势菌,它与其他阴道寄生菌处在平衡状态,当某些因素,如月经前后雌激素水平降低,导致阴道 pH 值上升有利于厌氧菌的生长;某些杀精子的避孕膏对乳酸杆菌有毒性作用;某些广谱抗生素可以杀灭和抑制乳酸杆菌而影响阴道的内环境,使阴道内菌群的数量、种类、比例、分布发生变化,阴道的微生态平衡被破坏,阴道内原有菌群失调而引发多种阴道炎症。

3.2.1 滴虫阴道炎

滴虫阴道炎是由阴道毛滴虫感染引起的下生殖道炎症。

3.2.1.1 病因

滴虫性阴道炎是常见的阴道炎,由阴道毛滴虫引起。滴虫呈梨形,后端尖,大小为多核白细胞的 2~3 倍。虫体顶端有鞭毛,体部有波动膜。活的滴虫无色透明呈水滴状,鞭毛随波动膜的波动而摆动。滴虫只有滋养体而无包囊期。滋养体生存能力较强,能在 3 ~ 5℃ 的温度下生存 21 天;在 46℃ 时生存 20 ~ 60 分钟;在半干燥的环境中生存 10 小时左右;在普通肥皂水中也能生存 45 ~ 120 分钟。适宜在温度 25 ~ 40℃, pH 值为 5.2 ~ 6.6 的潮湿环境中生长繁殖。在 pH 值 5 以下或 7.5 以上的环境中则不生长。月经期前后阴道内 pH 值升高,隐藏在腺体内及阴道皱襞内的滴虫常得以繁殖。滴虫能消耗和吞噬阴道上皮细胞内的糖原,阻碍乳酸生长,使阴道 pH 值升高,滴虫性阴道炎的阴道 pH 值常为 5 ~ 6.6。滴虫不仅寄生于阴道,也可侵入尿道、膀胱、肾盂以及男性的包皮褶、尿道或前列腺中。传播途径主要有三种:①直接性交传播。②间接由公共浴池、浴盆、浴巾、游泳池、厕所、衣物等传播。③医源性传播:通过污染的医疗器械及敷料传播。

3.2.1.2　临床表现

潜伏期 4 ~ 28 天,25% ~ 50% 患者感染初期无症状,主要症状是:

阴道分泌物增多。分泌物是稀薄泡沫状,若有其他细菌感染则分泌物呈脓性,可有臭味。

阴道口、外阴瘙痒、灼热、疼痛,严重者影响工作和休息。伴尿路感染时有尿频、尿痛、甚至尿血。

检查时阴道黏膜有散在出血斑点,后穹隆有分泌物积聚且明显。

不孕滴虫消耗阴道内上皮细胞中的糖原,阻碍乳酸形成,pH 值上升及分泌过多等均不利精子存活,并能吞噬精子而致不孕。

3.2.1.3　辅助检查

检查滴虫最简便的方法是悬滴法。有症状的患者中,阳性率可以达 80% ~ 90%。加一滴生理盐水于玻片上,在阴道后穹隆取少许分泌物混于生理盐水中,立即在低倍镜下找滴虫。

对症状典型但多次悬滴检查为阴性者,可用培养法,准确率可达 98% 左右。

3.2.1.4　治疗原则

坚持全身用药、夫妻同治、规则用药、注意卫生等,本病可以治愈。

甲硝唑 200mg 口服,3 次/天,7 天为 1 个疗程;查滴虫转阴时,下次月经后仍应继续治疗 1 个疗程;配偶亦应同时治疗。或用大剂量法,即甲硝唑 2g 单次口服,若此法无效者可改为 400mg,2 次/天,共 7 天。服甲硝唑后个别患者可出现恶心、呕吐、眩晕、头痛等,可对症处理。早期妊娠妇女患有滴虫性阴道炎,以局部用药为主,因甲硝唑有引起胎儿畸形的可能,口服可通过胎盘进入胎儿体内,必须口服者应在妊娠 20 周以后

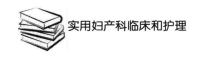

遵医嘱慎用。老年或闭经患者可同时服用己烯雌酚（处方药）治疗。哺乳期妇女慎用。

治愈标准：

阴道毛滴虫停药后易复发，因此治疗必须彻底，待治疗后滴虫检查为阴性时，仍应于下次月经净后继续治疗一疗程，以巩固疗效。治愈标准为连续3次月经净后复查阴道分泌物滴虫均为阴性。

3.2.1.5　护理问题

舒适的改变与外阴瘙痒、灼痛及白带增多有关。

焦虑与治疗效果不佳，反复发作有关。

知识缺乏缺乏：阴道炎感染途径的认识及预防知识。

皮肤完整性受损与外阴阴道炎症有关。

睡眠形态改变与局部不适有关。

3.2.2　外阴阴道假丝酵母菌病

外阴阴道假丝酵母菌病是由假丝酵母菌引起的一种常见外阴阴道炎，习称外阴阴道念珠菌病、霉菌性阴道炎、念珠菌性阴道炎。

3.2.2.1　病因

外阴阴道假丝酵母菌病是由假丝酵母菌感染所致，也是常见阴道炎之一，发病率仅次于滴虫感染。假丝酵母菌呈卵圆形，有芽生孢子及细胞发芽伸长而形成的假菌丝，假菌丝与孢子相连成链状或分枝状。假丝酵母菌对热的抵抗力不强，加热致60℃1小时即可死亡。但对于干燥、日光、紫外线及化学制剂等抵抗力较强。假丝酵母菌为条件致病菌，当阴道中糖原增多，酸度增高时，最适宜假丝酵母菌繁殖，引起炎症，故本病多见于孕妇、糖尿病患者及接受大量雌激素治疗者。其诱因有应用避孕药、穿紧身化纤内衣裤及肥胖，可使会阴局部温度和湿度增加，假丝酵母菌易于繁殖，而引起感染。酸性环境适于此菌的生长，有假丝酵母菌感染的阴道 pH 值常在 4.0～4.7，通常 <4.5。长期使用抗生素，改变了阴道内微生物相互抑制关系，亦可使念珠菌繁殖而得病。

假丝酵母菌主要为内源性传染，作为条件致病菌一旦条件适宜即可引起感染。此外，也可经直接性交传播，以及间接由公共浴池、浴盆、浴巾、游泳池、厕所、衣物、医疗器械及敷料等传播。

3.2.2.2 临床表现

外阴瘙痒、灼痛,重者坐卧不安,痛苦异常,亦可伴有尿频、尿痛及性交痛。

阴道分泌物增多,白色稠厚,呈凝乳状或豆渣样。

检查可见小阴唇内侧及阴道黏膜面附有白色假膜,擦去假膜后露出红色黏膜面或浅表溃疡。

3.2.2.3 辅助检查

革兰染色法为首选的检查法。典型病例可取阴道分泌物用悬滴法在显微镜下找芽孢和假菌丝。若有症状且多次检查为阴性,可以采用培养法。

3.2.2.4 治疗原则

本病治疗以增强阴道防御能力和抑制细菌生长为原则。治疗过程中,应经常保持外阴干燥,消除诱因,局部用药,积极治疗糖尿病,长期应用广谱抗生素。本病较顽固,易复发,故应积极治疗。

3%~4%苏打溶液冲洗外阴及阴道或坐浴,改变阴道酸碱度,提高阴道 pH 值,造成不利于念珠菌生长的环境。

制霉菌素栓(10 万单位):放入阴道深部或制霉菌素霜涂于阴道壁上,每晚 1 次,共 10~14 天。或咪康唑或克霉唑栓剂或软膏,1 次/天,用 7 天。

妊娠期患者应进行局部治疗,操作要轻柔,预产期前 2 周停止阴道用药。

全身用药:对不能耐受局部用药、未婚女性及不愿意采用局部用药者可选用口服药物。氟康唑 150mg,顿服。治愈标准为月经净后连续 3 次复查阴道分泌物假丝酵母菌均为阴性才算治愈。

消除诱因:积极治疗糖尿病,及时停用广谱抗生素、雌激素、皮质类固醇激素。

性伴侣的治疗对于难治性外阴阴道假丝酵母菌病、复发性外阴阴道假丝酵母菌病病人或性伴侣有真菌性龟头炎者应给予该项治疗。

3.2.2.5 护理问题

舒适的改变与外阴瘙痒、灼痛及白带增多有关。

焦虑与治疗效果不佳,反复发作,孕妇担心对胎儿影响有关。

知识缺乏:缺乏阴道炎相关知识。

皮肤完整性受损与外阴阴道炎症有关。

3.2.2.6 健康教育

向病人讲解引起外阴阴道假丝酵母菌病发生的因素及疾病治疗护理的相关知识。

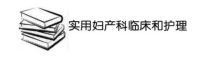

为妊娠患病妇女讲解坚持治疗的意义,消除顾虑配合治疗。

教育病人养成良好的卫生习惯,平日切勿进行阴道冲洗。

教育病人避免长期使用或滥用抗生素。

强调坚持用药,按时复查。

告知病人复查白带前 24～48 小时禁止阴道用药和同房,以免影响检查结果。

告知病人随访要求,外阴阴道假丝酵母菌病容易在月经前复发,经过治疗后应在月经前复查阴道分泌物。

3.2.3　细菌性阴道病

细菌性阴道病是生育年龄妇女最常见的阴道感染,它的自然病史表现为自愈性或复发性。未予治疗,部分细菌性阴道病病人可自愈,细菌性阴道病不是性传播疾病,无性经历女性也可发生细菌性阴道病。

3.2.3.1　病因

细菌性阴道病为阴道内菌群失调所致的一种混合感染,当阴道内的优势菌乳酸杆菌减少,其他细菌如加德纳菌、各种厌氧菌等大量繁殖,破坏了正常阴道菌群之间的相互平衡时将引起阴道疾病。

3.2.3.2　临床表现

症状 10%～40% 病人无任何症状,有症状者主诉白带增多并有难闻的臭味或鱼腥味。可有轻度外阴瘙痒或烧灼感。

体征白带为均匀一致的量较多的稀薄白带,阴道黏膜无红肿或充血等炎症表现。无滴虫、念珠菌或淋菌感染。

3.2.3.3　辅助检查

氨试验将阴道分泌物涂抹在玻片上,滴 1～2 滴 KOH 产生烂鱼样腥臭味即为阳性。

线索细胞检查将阴道分泌物涂抹在玻片上,滴 1 滴生理盐水混合后,高倍显微镜下寻找线索细胞,当线索细胞 >20% 时为阳性。

阴道 pH 检查 pH >4.5。

3.2.3.4　治疗原则

全身用药:口服甲硝唑连续服药 7 天。

局部用药:甲硝唑置于阴道内,连续 7 天。

性伴侣治疗:对于反复发作或难治性细菌性阴道病病人方给予性伴侣治疗。

妊娠妇女的治疗:因本病在妊娠期有合并上生殖道感染的可能,故对于有无症状的孕妇都应给予治疗。口服甲硝唑连续服药 7 天。

无症状者可不予治疗。

3.2.3.5 护理问题

舒适的改变与阴道分泌物增多及外阴瘙痒有关。

焦虑与疾病反复发作及外阴异常气味有关。

3.2.3.6 健康教育

向病人讲解发生细菌性阴道病的原因及疾病治疗护理的相关知识。

为妊娠患病妇女讲解治疗的必要性,消除顾虑配合治疗。

教育病人养成良好的卫生习惯。平日切勿进行阴道冲洗。

避免不洁的性行为。

3.2.4 老年性阴道炎

3.2.4.1 病因

老年性阴道炎常见于绝经后的妇女,因卵巢功能下降,雌激素水平降低,导致阴道黏膜萎缩变薄,上皮细胞内糖原含量减少,阴道 pH 值上升,局部抵抗力下降,致病菌侵入繁殖引起炎症。此外,手术切除双侧卵巢、卵巢功能早衰、盆腔放疗后、长期闭经、长期哺乳等均可引起本病的发生。

3.2.4.2 临床表现

阴道流出黄水样或淡红色血性分泌物,亦有呈脓性阴道分泌物。

外阴瘙痒或灼热感。

妇科检查阴道呈老年性改变,上皮萎缩,皱襞消失,上皮平滑、菲薄。阴道黏膜萎缩、充血,有散在小出血点或浅表溃疡。

3.2.4.3 辅助检查

阴道分泌物检查显微镜下可见大量白细胞及基底层细胞,无滴虫及念珠菌。

宫颈防癌涂片检查与子宫恶性肿瘤相鉴别。

局部活组织检查阴道溃疡者与阴道癌相鉴别。

3.2.4.4 治疗原则

用药原则为增加阴道抵抗力、抑制细菌的生长。用药一疗程后如不见好转再加一

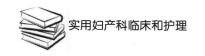

疗程。

用 1% 乳酸冲洗阴道,增加阴道酸度,提高局部抵抗力。用 0.125～0.25mg 的己烯雌酚片或栓剂放入阴道,1 次/天,共 7～10 天;必要时可加用抗生素软膏涂擦。

补充少量雌激素,使阴道黏膜增厚,增强抵抗力。但是雌激素的不合理使用易引发子宫内膜癌和乳腺癌,所以一定要在医生指导下使用。全身用药在排除生殖系统恶性病变后,可口服己烯雌酚(处方药)0.25～0.5mg,1 次/天,共 7～10 天,可代替局部用药,但长期或大剂量服用可有撤退性出血。亦可用尼尔雌醇(处方药)口服,首次 4mg,以后每 2～4 周一次,每晚 2mg,维持 2～3 个月。

3.2.4.5 护理问题

组织完整性受损与分泌物刺激引起局部瘙痒有关。

舒适改变与外阴痛痒或灼热感有关。

焦虑与治疗效果不佳,反复发作有关。

知识缺乏:缺乏阴道炎的相关知识。

3.2.4.6 护理措施

一般护理同其他阴道炎。

局部用药前应先洗净双手及外阴,以减少感染的机会。

自己用药有困难可由家属或医务人员帮助使用,以保证治疗结果。

老年妇女出现阴道分泌物增多症状一般不愿诊治,因此,需关心患者,鼓励治疗。

补充雌激素,食补比药补更安全。建议老年女性以及有卵巢早衰征兆的中年妇女,早晚空腹时用凉开水送服 1～2 汤匙新鲜蜂王浆,并坚持每天喝一杯鲜豆浆,或者吃一份豆制品,因为蜂王浆和大豆都含有丰富的天然雌激素。

该病的发生与 B 族维生素缺乏有关,因此可建议适当多吃蜂蜜、枸杞、核桃仁、紫菜等富含 B 族维生素的食物。

3.2.4.7 健康教育

教育病人养成良好的卫生习惯,尽量避免使用盆浴,必要时专人专盆。

指导病人便后擦拭应遵循从前到后的顺序,防止粪便污染外阴。

教育病人注意性生活卫生,必要时可用润滑剂以减少对阴道的损伤。

讲解有关老年性阴道炎病因及预防的相关知识。

告知病人复查白带前 24～48 小时禁止阴道用药和同房,以免影响检查结果。

3.2.5 婴幼儿外阴阴道炎

婴幼儿阴道炎常与外阴炎并存,多见于 1~5 岁幼女。因婴幼儿的解剖特点及婴幼儿的阴道环境与成人不同,细菌容易侵入,导致阴道炎症。常见的病原体有大肠埃希菌及葡萄球菌、链球菌等。其他有淋病奈瑟菌、滴虫、白色念珠菌等。病原体常通过患病母亲或保育员的手、衣物、毛巾、浴盆等间接传播,也可因外阴不洁或直接接触污物而引起,或由阴道异物所致。

3.2.5.1 诊断要点

病史有接触污物史或有阴道异物史。

临床表现:

①阴道分泌物增多,患儿因外阴痒痛而哭闹不安,常用手抓外阴。

②部分患儿伴有泌尿系统感染,出现尿急、尿频、尿痛。

③若有小阴唇粘连,排尿时尿流变细或分道。

④妇科检查:外阴红肿,前庭黏膜充血、水肿,有脓性分泌物自阴道口流出。病变严重者可见小阴唇相互粘连,严重者甚至可致阴道闭锁。对有小阴唇粘连者,应注意与外生殖器畸形鉴别。用小指做肛门指诊检查,注意有无阴道异物,如有血性分泌物应排除生殖道恶性肿瘤。任何阴道排出物均应送病理检查。

3.2.5.2 治疗方案及原则

治疗原则保持外阴清洁,对症处理,应用抗生素。

可用 1∶5000 呋喃西啉溶液或 1∶5000 高锰酸钾溶液或其他具有清洁作用的溶液坐浴,每日 1 次,保持外阴清洁、干燥。

对症处理去除病因,若有阴道异物应取出。有蛲虫者,给予驱虫治疗。小阴唇粘连者外涂雌激软膏后多可松解,严重者应分离粘连,并涂以抗生素软膏。

针对病原体选择相应的口服抗生素治疗,或用吸管将抗生素溶液滴入阴道。

3.2.5.3 护理问题

舒适的改变与外阴瘙痒、灼痛有关。

皮肤完整性受损与外阴炎症有关。

3.2.5.4 健康教育

教育家长及时治疗自身所患疾病,防止将病原体传染给孩子。

教会家长对所用物品进行消毒。

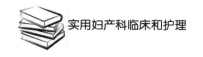

指导家长对患儿外阴进行护理。

指导家长用药的方法。

3.3　子宫颈炎

宫颈炎症包括宫颈阴道部及宫颈管黏膜炎症,是妇科最常见的下生殖道炎症,约有 50% 的已婚妇女患过此病。临床有急性和慢性两种,急性子宫颈炎症常与急性子宫内膜炎或急性阴道炎同时发生,临床上以慢性宫颈炎为常见。

3.3.1　急性子宫颈炎

宫颈炎症包括宫颈阴道部及宫颈管黏膜炎症。引起阴道炎症的病原体如滴虫、念珠菌等均可引起宫颈阴道部炎症,此部分内容见相关阴道炎症。临床多见的急性宫颈炎是宫颈管黏膜炎。急性宫颈炎主要由性传播疾病的病原体淋病奈瑟菌及沙眼衣原体所致,也可由葡萄球菌、链球菌、肠球菌所引起。前者所致者也称为黏液脓性宫颈炎,其临床特点是子宫颈管或宫颈管棉拭子标本上肉眼见到脓性或黏液脓性分泌物,用棉拭子擦拭宫颈管时容易诱发宫颈管内出血;后者常见于感染性流产、产褥期感染、宫颈损伤或阴道异物并发感染。

3.3.1.1　治疗方案及原则

治疗原则针对病原体选择抗生素治疗。

单纯急性淋菌性宫颈炎常用的药物有第三代头孢菌素、喹诺酮类及大观霉素,目前主张大剂量、单次给药。由于淋病奈瑟菌感染常伴有衣原体感染,因此,若为淋菌性宫颈炎,治疗时除选用抗淋病奈瑟菌的药物外,同时应用抗衣原体感染的药物。

衣原体感染常用的药物有四环素类、红霉素类及喹诺酮类。

3.3.1.2　护理措施

做好生活护理,保证患者充分休息。

及时更换内衣物,保持外阴及阴道清洁。

给予高蛋白、高维生素饮食。

密切观察病情变化及时给予心理上的关怀。

积极治疗急性宫颈炎、预防慢性宫颈炎。

遵医嘱针对病原给予全身抗生素治疗,不用局部治疗避免因炎症扩散而引起急性盆腔炎。注意观察病情变化及用药后反应。体温增高者给予物理降温。

3.3.2 慢性子宫颈炎

慢性子宫颈炎,常因急性宫颈炎治疗不彻底,病原体隐藏于宫颈黏膜形成慢性炎症,多见于分娩、流产或手术损伤宫颈后;部分患者无急性宫颈炎病史,直接表现为慢性宫颈炎。常见的病理改变有宫颈糜烂、宫颈息肉、宫颈腺囊肿、宫颈黏膜炎、宫颈肥大。宫颈糜烂根据糜烂的深浅程度分为3型:单纯型糜烂、颗粒型糜烂、乳突型糜烂;根据糜烂面积的大小将宫颈糜烂分为3度,即轻度、中度及重度。

3.3.2.1 治疗方案及原则

治疗原则以局部治疗为主,根据不同的病理类型采用不同的治疗方法。

宫颈糜烂:

物理治疗是最常用的有效治疗方法。多用于糜烂面积较大和炎症浸润较深的病例,常用的物理疗法有激光、冷冻、红外线凝结疗法、微波治疗及电烙等

局部药物治疗适用于糜烂面积小和炎症浸润较浅的病例。局部涂硝酸银等腐蚀剂以及一些具有抗菌作用的药栓等有一定疗效。中药有许多验方、配方,临床应用有一定疗效。

手术治疗对糜烂面较深、较广或累及宫颈管者,可考虑做宫颈锥形切除术,由于传统的宫颈锥形切除术出血多,现已少用。现多用高频电波刀(Leep刀)手术。

宫颈息肉行息肉摘除术。

宫颈管黏膜炎该处炎症局部用药疗效差,需行全身治疗。有条件者根据宫颈管分泌物培养及药敏试验结果,采用相应的抗感染药物。

宫颈腺囊肿对小的宫颈腺囊肿,无任何临床症状可不予处理;若囊肿大或合并感染,可用微波治疗,或采用激光照射。

3.3.2.2 护理措施

注意个人卫生,保持局部清洁干燥。

指导育龄妇女如何采取避孕措施,减少人工流产的发生。

指导患者注意局部用药前、后手的卫生,减少感染发生。

教会患者正确的阴道放药方法,使药物送达准确位置。

手术及物理治疗术前后护理。术前:月经干净3～7d,无同房史,无急性生殖器炎症,宫颈防癌涂片正常者方可治疗;做好心理疏导消除患者恐惧心理。术后:保持外阴清洁,每日清洗外阴2次;嘱患者于手术后次日晨将阴道内尾纱取出;术后10d左右为

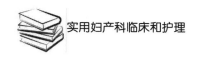

局部脱痂期,应避免剧烈活动及搬运重物以免引起出血量过多;禁同房和盆浴2个月,并于术后2周、4周、2个月复查。

3.4 盆腔炎

盆腔炎是女性内生殖器及其周围结缔组织、盆腔腹膜发生的炎症。盆腔炎多发生在性活跃期及未绝经的妇女。炎症可局限1个部位也可累及多个部位。分为急性和慢性2类。急性盆腔炎治不及时可引起弥漫性腹膜炎、败血症、感染性休克。甚至危及生命。慢性盆腔炎可反复发作,久治不愈,导致不孕、异位妊娠、慢性盆腔痛,严重影响患者的身心健康和生活质量。

3.4.1 急性盆腔炎

急性盆腔炎是指子宫内膜、子宫肌层、输卵管、卵巢、子宫旁组织、盆腔腹膜等部位的急性炎症。急性盆腔炎绝大部分由阴道和宫颈的细菌经生殖道黏膜或淋巴系统上行感染而引起,少数是由邻近脏器炎症(如阑尾炎)蔓延及血液传播所致。常见的病原体主要有链球菌、葡萄球菌、大肠埃希菌、厌氧菌、淋球菌、绿脓杆菌、结核杆菌以及衣原体、支原体等。

3.4.1.1 临床表现

腹痛:一般为下腹痛,弥漫性腹膜炎为全腹痛。

发热:严重者出现高热,伴畏寒、寒战、头痛、食欲不振。

阴道分泌物增多:脓性或脓血性白带,月经期患者出现经量增多、经期延长。

消化系统症状:恶心、呕吐、腹胀、腹泻等。

膀胱直肠刺激征:状排尿困难、尿急、尿频和里急后重、排便困难。

全身检查:急性病容,体温高,心率快,腹胀,下腹部肌紧张、压痛、反跳痛,肠鸣音减弱或消失。

妇科检查:阴道可有充血,宫颈举痛,宫颈口可有脓性分泌物流出;子宫稍大,有压痛,一侧或两侧附件增厚,压痛明显,扪及包块;宫骶韧带增粗、触痛;若有脓肿形成且位置较低时,可扪及穹隆有肿块且有波动感。

3.4.1.2 诊断要点

病史:常有产后、流产后和盆腔手术感染史,或有经期卫生不良、放置宫内节育器、慢性盆腔炎及不良性生活史等。

临床表现:发热,下腹痛,白带增多,膀胱和直肠刺激症状,腹膜刺激征阳性,宫颈举痛,宫颈口可有脓性分泌物流出;子宫稍大,有压痛,附件增厚,压痛明显,可扪有包块。

3.4.1.3 辅助检查

白细胞及中性粒细胞升高,血沉增快,C 反应蛋白增高。

血液培养,宫颈管分泌物和后穹隆穿刺液涂片,免疫荧光检测,病原体培养及药物敏感试验等,若涂片找到淋球菌则可确诊。

后穹隆穿刺抽出脓液有助于盆腔炎的诊断。

B 超可发现输卵管卵巢脓肿、盆腔积脓。

腹腔镜可见输卵管表面充血、管壁水肿、伞部或浆膜面有脓性渗出物,取分泌物做病原体培养和药敏最准确。

3.4.1.4 诊断标准

需同时具备三项必备条件,即下腹压痛、附件压痛和宫颈举痛或摇摆痛。下列附加条件可增加诊断的特异性,包括:体温 >38℃,血 WBC > 10×10^9/L,宫颈分泌物涂片或培养见淋球菌或沙眼衣原体阳性,后穹隆穿刺抽出脓液,双合诊或 B 超发现盆腔脓肿或炎性包块。

3.4.1.5 鉴别诊断

需与急性阑尾炎、输卵管妊娠流产或破裂、卵巢囊肿蒂扭转或破裂相鉴别。

3.4.1.6 治疗方案及原则

根据患者情况选择治疗方式。若患者一般状况好,症状轻,有随访条件,可在门诊治疗;若患者一般情况差,病情重,诊断不清或门诊疗效不佳,或已有盆腔腹膜炎及输卵管卵巢脓肿,均应住院治疗。

最好根据药敏试验选用抗感染药物,但通常需在实验室检查结果出来之前即开始治疗。因此,往往根据经验选择抗感染药物。由于急性盆腔炎常为需氧菌、厌氧菌及衣原体等的混合感染,故常需联合应用抗菌药,覆盖需氧菌、厌氧菌及衣原体等。抗感染治疗2~3日后,如疗效肯定,即使与药敏不符亦不必更换抗菌药。如疗效不显或病情加重,可根据药敏改用相应的抗感染药物。

病情较轻、能耐受口服者,可选择氧氟沙星 400mg,每日 2 次,同时加服甲硝唑 400mg,每日 2~3 次,连用 14 天;或用头孢西丁钠 2g,单次肌注,同时口服丙磺舒 1g,

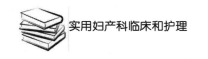

然后改为多西环素 100mg 口服,每日 2 次,连用 14 日;也可选用其他抗菌药如青霉素族、头孢菌素族、大环内酯类、喹诺酮类、林可霉素等。

病情较重者,以静脉滴注给药为宜,根据患者情况、药物抗菌谱和配伍禁忌选择用药方案。

3.4.1.7 护理措施

做好生活护理,保证患者充分休息。避免着凉。

给予高蛋白、高热量、高维生素、易消化的饮食。

勤更换衣裤,保持内衣清洁干燥。

注意患者病情变化,及时给予心理支持。

严格执行无菌操作,防止医源性感染。

患病期间协助患者保持半坐卧位,以促进浓液局限,减少炎症扩散。

遵医嘱静脉给予足量抗生素,注意观察输液反应,及时发现电解质紊乱及酸碱平衡失调状况。

对高热患者给予物理降温,注意观察体温变他及不适。

观察患者疼痛的改变,及早发现病情恶化给予积极处理。

对腹胀严重的患者给予胃肠减压,注意保持减压管通畅。

预防炎症扩散,禁止阴道冲洗,尽量避免阴道检查。

为需要手术的患者做好术前准备、术后护理。

3.4.2 慢性盆腔炎

慢性盆腔炎常为急性盆腔炎治疗不彻底或患者体质较差,病程迁延所致,形成慢性输卵管炎、慢性输卵管卵巢炎性包块、输卵管积水、输卵管卵巢囊肿、慢性盆腔结缔组织炎。但也可无急性盆腔炎病史,如沙眼衣原体感染所致的输卵管。部分慢性盆腔炎为急性盆腔炎遗留的病理改变,并无病原体。慢性盆腔炎病情顽固,常易反复,当机体抵抗力下降时可急性发作。

3.4.2.1 临床表现

慢性盆腔疼痛下腹坠胀痛、腰骶部痛、性交痛等,常在劳累、性交后及月经前后加重。

不孕及异位妊娠输卵管粘连堵塞所致。

月经失调表现为周期不规则,经量增多,经期延长或伴痛经。

白带增多。

全身症状多不明显,可有低热、乏力、精神不振、全身不适、失眠等。

急性发作当身体抵抗力降低时,易急性或亚急性发作。

妇科检查子宫内膜炎患者子宫可增大、压痛;输卵管炎患者可在一侧或双侧附件区触及条索状物,有压痛;附件周围炎以粘连为主,附件炎可形成输卵管卵巢炎性肿块,亦可形成输卵管积水或输卵管卵巢囊肿,可在附件区触及囊性肿物,大者可超过脐上。盆腔结缔组织炎者可有主韧带、宫骶韧带组织增厚、压痛,子宫一侧或两侧片状增厚、粘连、压痛、子宫常呈后位,活动受限,甚至粘连固定形成冰冻骨盆。

3.4.2.2　诊断要点

病史:曾有急性盆腔炎史、盆腔炎反复发作史、不孕史等。

临床表现:慢性下腹及腰骶部坠痛,不孕,月经异常及乏力或神经衰弱等表现。妇科检查子宫可增大,呈后倾后曲,压痛、活动受限,附件区触及条索状物、囊性肿物或片状增厚,主韧带、宫骶韧带增粗、压痛。

B超:于附件区可见不规则、实性、囊性或囊实性包块。

腹腔镜可见内生殖器周围粘连,组织增厚,包块形成。

鉴别诊断:需与子宫内膜异位症卵巢囊肿、卵巢癌、盆腔结核、盆腔静脉淤血症、陈旧性宫外孕等相鉴别。

3.4.2.3　治疗方案及原则

慢性盆腔炎宜根据病变部位和患者主诉采取综合治疗。

(1)一般治疗

解除患者的思想顾虑,增强对治疗的信心。适当锻炼,增加营养,节制房事,劳逸结合。

(2)药物治疗

①急性发作或亚急性期及年轻患者需保留生育功能者,可用抗生素控制感染。

②慢性盆腔结缔组织炎单用抗生素疗效不明显,可加用短期小剂量肾上腺皮质激素,如泼尼松 5mg,每日 1～2 次口服,7～10 日。

③盆腔粘连者可用药物消除粘连,常用糜蛋白酶 2.5～5mg 或用透明质酸酶 1500U,肌注,隔日 1 次,10 次为一疗程。

(3)理疗

促进血液循环,以利炎症吸收。常用的方法有短波、超短波、微波、激光、透热电疗、红外线照射、离子透入(可加入各种消炎药物)等。例如下腹短波或超短波透热理

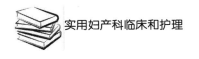

疗,每日 1 次,10 次为一疗程。

3.5 生殖器结核

女性生殖器结核通常继发于身体其他部位的结核,如肺结核、肠结核、腹膜结核、肠系膜淋巴结核、骨结核等。血行传播为主要传播途径,结核先侵犯双侧输卵管,约半数累及子宫内膜,较晚可累及卵巢。

3.5.1 临床表现

不孕:一般为原发不孕。

月经失调:早期病例有时表现为月经失调,经量增多。但多数病例因结核累及子宫内膜常引起月经减少,甚至闭经。

下腹坠痛:可有不同程度的下腹痛等症状,常在月经前或月经期加剧。

全身症状:重症、活动期可有发热、盗汗、乏力、食欲不振、体重减轻等结核慢性消耗中毒症状;轻者不明显,或仅有经期发热。

体格检查:轻症者盆腔检查无特殊体征。活动期可有附件区压痛。子宫发育较差,活动受限。输卵管明显增粗,腔内有干酪化等病变时有可能触及增粗的输卵管,与卵巢、肠曲周围组织相粘连可形成结核性包块。以上阳性体征与非特异性附件炎不易区分。合并结核性腹膜炎时可有腹部揉面感、压痛,腹部包块及腹水征。

3.5.2 诊断

曾有结核病史或有结核病接触史。

临床表现原发不孕,月经异常,下腹坠痛,结核中毒症状,腹部揉面感、压痛、腹块及腹水征,子宫发育较差、活动受限,附件增厚或触及包块。

子宫内膜病理检查是诊断子宫内膜结核最可靠的依据。应选择在经前一周或月经来潮 6 小时内行诊刮。术前 3 日及术后 4 日应每日肌注链霉 0.75g 及口服,异烟肼 0.3 克,以预防刮宫引起结核病灶扩散,刮宫时应注意刮取子宫角部内膜。在病理切片上找到典型的结核结节即可诊断,但阴性结果不能排除结核。

X 线检查做胸部、消化及泌尿系统 X 线检查以发现原发灶,盆腔平片以发现结核钙化点。

子宫输卵管造影对生殖器结核的诊断帮助较大,但有可能将输卵管管腔中的干酪样物质带入腹腔。

腹腔镜检查可直接观察生殖器浆膜面有无粟粒结节,并可取病变活检和结核菌培养。

结核菌培养与动物接种有条件者可将经血、子宫内膜或活检组织做培养或豚鼠接种。

结核菌素试验强阳性说明体内目前仍有活动病灶,但不能指明病灶部位。

其他血白细胞计数不高,但分类中淋巴细胞增多;活动期血沉增快,但血沉正常不能除外结核感染。

应与非特异性慢性盆腔炎、子宫内膜异位症、卵巢肿瘤及宫颈癌等相鉴别。

3.5.3　治疗方案及原则

治疗原则以药物治疗为主,休息营养为辅,无效者需考虑手术。

3.5.3.1　抗结核药物治疗

应用原则为早期、联合、规律、适量、全程。近年来多采用异烟肼(H)、利福平(R)、乙胺丁醇(E)、链霉素(S)及吡嗪酰胺(Z)等药物联合治疗,将疗程缩短为 6～9 个月。目前推行的两个阶段短疗程药物治疗方案为前 2～3 个月是强化期,后 4～6 个月是巩固期或继续期。对链霉素耐药者可用乙胺丁醇代替。

3.5.3.2　支持疗法

急性期患者至少应休息 3 个月,慢性期患者可从事部分工作学习,但要劳逸结合,适度锻炼,加强营养。

3.5.3.3　手术治疗

(1)手术指征

①药物治疗无效或治疗后反复发作者;②盆腔包块经药物治疗后缩小,但不能完全消退;③较大的包裹性积液;④子宫内膜结核经药物治疗无效。

(2)手术范围

全子宫及双侧附件切除。年轻患者应尽量保留卵巢功能,但须剖视无干酪样坏死或脓肿;病变局限于输卵管而迫切希望生育者,可行双侧输卵管切除术。

(3)注意事项

术前术后应给予抗结核药物治疗。术中应注意解剖关系。确诊输卵管结核者不宜做输卵管通液术。

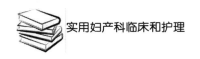

4 女性生殖器肿瘤

4.1 外阴肿瘤

外阴恶性肿瘤(也称外阴癌)多见于60岁以上的妇女,其发病率占女性生殖道恶性肿瘤的3%~5%。外阴恶性肿瘤有各种类型,以鳞状上皮癌最为多见,占外阴恶性肿瘤的80%~90%,其他还有恶性黑色素瘤,基底细胞癌及前庭大腺癌等。

4.1.1 病因

外阴癌的病因目前尚不清楚,可能与以下因素有关。

人乳头瘤病毒(HPV)与外阴癌及其癌前病变具有密切关系,其中以HPV118、HPV31等感染较多见。

单纯疱疹病毒Ⅱ型和巨细胞病毒等与外阴癌的发生有关。

慢性外阴营养不良是外阴癌的高危因素,其发展为外阴癌的危险性为5%~10%。

性病包括淋巴结肉芽肿、湿疣及梅毒等与外阴癌的发病有关。

4.1.2 临床表现

症状:外阴瘙痒是最常见症状,且持续时间较长,或同时患有外阴硬化性萎缩性苔藓或外阴增生性营养障碍。外阴癌还常伴有不同形态的肿物,如结节状、菜花状、溃疡状,如伴有感染则分泌物增多有臭味,并有疼痛或出血。

体征:癌灶可生长在外阴任何部位,大阴唇最多见,其次是阴唇、阴蒂、会阴、尿道口、肛周等。早期局部表现为丘疹、结节或小溃疡;晚期可见不规则肿块,若病灶已转移,可在双侧或一侧腹股沟处扪及到增大、质硬、固定的淋巴结。

4.1.3 临床分期

外阴癌的临床分期,目前采用的是国际妇产科联盟(FIGO,2000年)的临床分期法。

4.1.4 转移途径

外阴癌的转移途径多见直接浸润和淋巴转移,晚期可经血行转移。

直接浸润肿瘤可以沿阴道黏膜蔓延累及阴道、尿道、肛门,进一步发展可以累及尿道的上段及膀胱,甚至直肠黏膜。

淋巴转移外阴淋巴管丰富,早期多沿同侧淋巴管转移,然后到达腹股沟浅淋巴结,再通过腹股沟深淋巴结扩散到盆腔淋巴结,最后通过腹主动脉旁淋巴结扩散出去。

血行转移晚期经血行播散,多见肺、骨等。

4.1.5 辅助检查

细胞学检查:病灶部位做细胞学涂片或印片。

病理组织学检查:外阴肿物进行活体组织。

其他:B 型超声检查、CT、MRI、膀胱镜、直肠镜检有助诊断。

4.1.6 治疗

外阴癌以手术治疗为主。对于早期的外阴癌患者应进行个体化治疗,即在不影响预后的前提下,尽量缩小手术范围,减少手术创伤和并发症,尽量保留外阴的生理结构,提高患者的生活质量。对于晚期患者应采用综合治疗的方法,手术治疗的同时辅以放疗、化疗,利用各种治疗的优势,最大限度地减少患者的痛苦,提高治疗效果,改善生活质量。

4.1.6.1 手术治疗

0 期:采用单纯浅表外阴切除术。

Ⅰ期:外阴局部或单侧广泛切除术。

Ⅰ期:外阴广泛切除术及病灶同侧或双侧腹股沟淋巴结清扫术。

Ⅱ期:外阴广泛切除术及双侧腹股沟淋巴结清扫和(或)盆腔淋巴结清扫术。

Ⅲ期:同Ⅱ期或并作部分下尿道、阴道与肛门皮肤切除。

Ⅳ期:除外阴广泛切除、双侧腹股沟及盆腔淋巴结清扫术外,分别根据膀胱、上尿道或直肠受累情况做相应切除。

4.1.6.2 放射治疗

外阴鳞癌对放射治疗较敏感,但外阴组织对放射线耐受性极差,易发生放射反应。外阴癌放射治疗常用于:

配合手术治疗进行术前局部照射,缩小癌灶;外阴广泛切除术后进行盆腔淋巴结

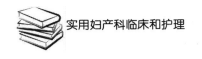

照射;用于术后局部残存病灶或复发癌治疗。

4.1.6.3 化学治疗

多用于晚期治疗或复发治疗,配合手术或放射治疗,可缩小手术范围或提高放射治疗效果。常用的药物有博来霉素、阿霉素、顺铂类、氟尿嘧啶等。

4.1.7 护理

4.1.7.1 护理评估

(1)年龄

外阴癌主要是老年人的疾病,多发生于绝经后,发病年龄高峰在 60~80 岁。近年来,由于患者和医务人员均对外阴病毒感染等性传播疾病警惕性提高,加之外阴病变易于采取活检,外阴癌逐渐获得早期发现及早期诊断,因而现在亦有一些年轻患者,近年国内外病例报道均有 17%~18% 患者年龄在 40 岁以下。

(2)病史

外阴癌患者多数为老年人,多发生于绝经后。了解患者是否有长期外阴瘙痒、外阴营养不良或溃疡、白色病变等。了解患者分泌物的量、性状及有无臭味,了解患者溃疡出血感染的情况,对大小便是否有影响。由于患者年龄较大,可能会合并慢性高血压、冠心病、糖尿病等内科疾病。

(3)心理社会问题

外阴癌患者一般都有外阴慢性疾病史,病程较长,早期患者由于忽视而延误治疗,外阴瘙痒久治不愈,给生活和工作都带来不便;中、晚期患者对恶性肿瘤感到恐惧和绝望,对手术充满期待,又担心手术后外阴形态的改变,影响正常的生理功能,特别是年轻患者担心影响正常的性功能,她们往往自我谴责,自我贬低,丧失自信心,扭心社会的歧视,减少日常的生活社交活动。

4.1.7.2 护理问题

恐惧与外阴癌对生命的威胁以及不了解治疗方法和预后有关。

有感染的危险与手术伤口靠近肛门易污染有关。

自我形象紊乱与外阴手术伤口外阴形态改变,放化疗后脱发有关。

性功能障碍与外阴手术后阴道狭窄造成性交困难疼痛有关。

知识缺乏与患者缺乏疾病及其预防保健知识有关。

4.1.7.3 护理措施

外阴癌患者手术前,护士要做好健康宣教,让患者了解手术的相关知识,讲解手术后应注意的问题,鼓励其表达出焦虑恐惧的心理,表达出对目前生殖器官丧失的感受,帮助其正确认识现在的身体状况,以良好的身体和心理状态迎接手术。手术后帮助患者与配偶交流情感,寻找适宜的性表达方式,获得性满足,提高生活质量;帮助患者参与有关的社会团体活动,完成角色转变,树立正确的人生观和价值观,回归家庭和社会。

4.2　子宫颈癌

子宫颈癌又称宫颈癌,在女性生殖器官癌瘤中占首位,是女性各种恶性肿瘤中最多见的恶性肿瘤。我国发病年龄以40~50岁为最多,60~70岁又有一高峰出现。

4.2.1　病因

宫颈癌病因目前尚不完全清楚。相关流行病学和病因学的研究认为其发病原因主要与以下几个方面有关:

(1)初次性交年龄过早

初次性交年龄16岁者其相对危险性为20岁以上的2倍。这与青春期宫颈发育尚未成熟,对致癌物较敏感有关。

(2)分娩次数

随着分娩次数的增加,患宫颈癌的危险亦增加。这可能与分娩对宫颈的创伤及妊娠对内分泌及营养的改变有关。

(3)病毒感染

人乳头瘤病毒(HPV)感染是宫颈癌主要危险因素,以HPV16及18型最常见。此外单纯疱疹病毒Ⅱ型及人巨细胞病毒等也可能与宫颈癌发生有一定关系。

(4)其他因素

吸烟可抑制机体免疫功能,增加感染效应。与高危男子接触的妇女易患宫颈癌,高危男子包括患有阴茎癌、前列腺癌或其前妻曾患宫颈癌的男子。另外,应用屏障避孕法(子宫帽,避孕套)者宫颈癌的危险性很低,这可能是由于减少了接触感染的机会。

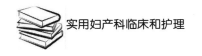

4.2.2 临床表现

4.2.2.1 症状

早期宫颈癌常无症状,也无明显体征,与慢性宫颈炎无明显区别。患者一旦出现症状,主要表现如下:

阴道出血:早期患者常表现为接触性出血,出血发生在性生活或妇科检查后,后期则为不规则阴道出血。晚期病灶侵蚀大血管可引起大出血。

阴道排液:患者常主诉阴道排液增多,白色或血性,稀薄如水样或米泔状,有腥臭。晚期因癌组织破溃、坏死,继发感染时则有大量脓性或米汤样恶臭白带。

晚期癌的症状:根据病灶侵犯的范围而出现的继发性症状。病灶侵及盆腔结缔组织、骨盆壁、压迫输尿管或直肠、坐骨神经等时,患者主诉尿频、尿急、肛门坠胀、大便秘结、里急后重、下肢肿痛等;严重时导致输尿管梗阻、肾盂积水,最后引起尿毒症。晚期患者表现消瘦、发热、全身衰竭、恶病质等。

4.2.2.2 体征

早期宫颈局部无明显病灶,宫颈光滑或轻度糜烂如一般宫颈炎的表现,随着宫颈浸癌的生长发展,根据不同的类型,局部体征亦不同。外生型见宫颈上有赘生物向外生长,呈息肉状或乳头状突起,继而向阴道突起形成菜花样赘生物,表面不规则,合并感染时表面盖有灰白色渗出物,触之易出血。内生型则见宫颈肥大、质硬,宫颈管膨大如桶状,宫颈表面光滑或有浅表溃疡。晚期由于癌组织坏死脱落,形成凹陷性溃疡,整个宫颈有时被空洞替代,并盖有灰褐色坏死组织,有恶臭。妇科检查扪及两侧增厚,结节状,质地与癌组织相似,有时浸润达盆壁,形成冰冻骨盆。

4.2.3 临床分期

宫颈癌临床分期采用的是国际妇产科联盟(FIGO)的分期标准。分期应在治疗前进行,治疗后分期不再更改。

4.2.4 转移途径

主要为直接蔓延及淋巴转移,血行转移较少见。

直接蔓延最常见。瘤组织局部浸润,向邻近器官及组织扩散。

淋巴转移,癌灶局部浸润后累及淋巴管形成瘤栓,并随淋巴液引流进入局部淋巴结经淋巴引流扩散。

血行转移极少见。晚期可转移至肺、肝或骨骼等。

4.2.5　辅助检查

根据病史和临床表现,尤其有接触性出血者,应考虑宫颈癌,需做详细的全身检查及妇科三合诊检查,并采用以下各项辅助检查。

4.2.5.1　宫颈刮片细胞学检查

是宫颈癌筛查的主要方法。必须在宫颈移行带处刮片检查,采用巴氏染色分级法。巴氏Ⅲ级及以上,TBS 分类中有上皮细胞异常病变时,均应重复刮片检查并行阴道镜下宫颈活组织检查。

4.2.5.2　碘试验

正常宫颈阴道部鳞状上皮含丰富的糖原,碘溶液涂染后应呈棕色或深褐色,不着色的区域说明该处上皮缺乏糖原,可为炎症或其他病变。因此,在不着色的区域取材行活检,可提高诊断率。

4.2.5.3　阴道镜检查

凡是宫颈刮片细胞学检查Ⅲ级或Ⅲ级以上者,应在阴道镜下检查,观察宫颈表面有无异型上皮或早期病变,并选择病变部位进行活检。

4.2.5.4　宫颈及宫颈管活组织检查

是确诊宫颈癌及癌前病变最可靠和不可缺少的方法。宫颈无明显癌变可疑区域时,可在鳞一柱交接部的 3、6、9、12 点处取材或行碘试验、阴道镜观察可疑病变区取材。宫颈刮片阳性、宫颈活检阴性时,应用小刮匙搔刮宫颈管,刮出物送病理检查。

4.2.5.5　宫颈锥切术

宫颈刮片检查多次阳性,而宫颈活检阴性,或活检为原位癌需确诊的患者,需要做宫颈锥切术送病理组织学检查以确定诊断。

4.2.5.6　其他检查

当宫颈癌确诊后,根据具体情况,进行 X 线胸片、淋巴造影、膀胱镜、直肠镜检查等以确定临床分期。

4.2.6　治疗

宫颈癌应根据临床分期、年龄、全身情况制定治疗方案。主要的治疗方法包括手术治疗、放疗及化疗。

4.2.6.1　手术治疗

主要用于ⅠA1～ⅡA 的患者。年轻患者可保留卵巢和阴道功能。①ⅠA1 期:行

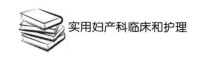

全子宫切除术,对于要求保留生育功能的患者可行宫颈锥切术。②ⅠA2～ⅡA期:可行广泛子宫切除术及盆腔淋巴结清扫术,年轻患者可保留卵巢。

4.2.6.2 放射治疗

适用ⅡB期晚期、Ⅲ期和Ⅳ期的患者,或无法进行手术治疗的患者。可进行腔内照射和体外照射。早期患者以局部腔内照射为主,体外照射为辅;晚期则体外照射为主,腔内为辅。

4.2.6.3 化学治疗

主要用于晚期或复发转移的患者、也可作为手术和放疗的辅助治疗方法。常用的化疗药物主要有顺铂、卡铂、博来霉素、丝裂霉素、异环磷酰胺等。

4.2.6.4 手术及放疗联合治疗

对于局部病灶较大,可先做放疗待癌灶缩小后再进行手术。手术治疗后有盆腔淋巴结转移,宫旁转移或阴道有残留病灶者可术后进行放疗,防止复发。

4.2.7 护理

4.2.7.1 护理评估

病史宫颈癌的早期症状不明显,一旦出现症状已属中晚期。护士要了解患者的主要症状,如阴道不规则出血情况,异常阴道分泌物的性质及感染症状,是否有压迫症状,是否引起大小便的改变,了解患者的饮食情况,以及观察有无贫血和恶病质情况。了解患者的月经史,婚育史,性生活史,避孕方式等。

由于年轻宫颈癌患者有上升趋势,更多的患者害怕手术带来的疼痛,器官的丧失和生殖能力的丧失;担心放化疗带来的自我形象的改变和严重的不良影响,不能坚持治疗;担心失去家庭和孩子;担心疾病的预后。她们大多能积极应对手术治疗,但放化疗所带来的痛苦是她们难以想象和难以坚持面对的。

4.2.7.2 护理问题

焦虑:与担心疾病的恶性诊断,担心预后,害怕丧失生殖器官和生殖能力有关。

知识缺乏:与缺乏疾病相关的治疗和护理知识有关。

排尿异常:与宫颈癌根治术后膀胱功能损伤有关。

有受伤的危险:与宫颈癌放化疗的不良反应有关。

疲乏:与宫颈癌阴道出血,贫血,晚期出现恶病质有关。

自我形象紊乱:与宫颈癌治疗生殖器官的丧失,脱发等不良反应有关。

疼痛:与手术组织损伤有关。

4.2.7.3 护理措施

放疗是女性生殖器官恶性肿瘤的主要治疗方法之一。放射线可直接作用于细胞的蛋白质分子,使之电离,产生凝结现象,改变其原有的形态和生理功能,造成细胞死亡,放射线也可使组织产生不正常的氧化过程,破坏细胞的主要生理功能。放射线在抑制和破坏肿瘤细胞的同时,也对正常组织产生不良影响。人体各器官对放射线的敏感度不一样,卵巢属于高度敏感,阴道和子宫属于中度敏感。常用的放射源有放射性60钴,放射性192铱、226镭、放射性核素、X射线等。常用的照射方式有体外照射、腔内照射。

放疗前护理:①心理支持。多数患者对放疗缺乏正确的认识,治疗前应简明扼要的向患者和家属介绍有关放疗的知识、治疗中可能出现的不良反应及需要配合的事项。②放疗前,要做肝、肾功能及血象检查,排空小便,减少膀胱反应,会阴部备皮,1:5 000高锰酸钾溶液冲洗阴道1次,预防阴道、盆腔感染及粘连,增强放疗效果。准备好窥阴器、宫颈钳、阴道盒、宫腔管、纱布等。患者取膀胱截石位,护士协助医生放置阴道盒与宫腔管,将患者推入治疗闻,连接好阴道盒与宫腔管和后装治疗机。

治疗中护理:通过电视机和对讲机与患者联系,观察患者情况,如出现心慌、憋气、腹痛等症状及时发现,立即停机进入机房内及时处理。

放疗后护理:①治疗结束后取出填塞纱布并核对数目,防止纱布留置在阴道内,观察阴道有无渗血和出血,如有出血应用无菌纱布填塞止血。如无出血可做阴道冲洗每日1次,防止阴道狭窄、粘连。②观察膀胱功能,注意患者排尿情况,如有捧尿困难超过4个小时需导尿。应鼓励患者每日多饮水,最好>3 000ml,注意补充维生素C,维生素K,可使用消炎利尿药物预防感染。③注意血象变化,放疗可引起骨髓抑制,使血象降低,常以白细胞及血水板减少为常见。因此要注意预防感染和出血情况,嘱患者注意个人卫生及有无皮下出血倾向。如白细胞减少至$4 \times 10^9/L$以下、血小板降至$10 \times 10^9/L$以下,应暂停放疗,遵医嘱给予升血象药物治疗,必要时少量输血,采取保护性隔离。④盆腹腔放疗会造成胃、肠功能紊乱,肠黏膜水肿及渗出,常表现为食欲缺乏、恶心、呕吐、腹痛、腹胀、腹泻等,严重者亦会造成肠穿孔或大出血。反应轻者对症给予流食或半流食,口服维生素B_6、10%复方樟脑合剂等,严禁粗纤维食物,防止对直肠的刺激与损伤;严重者暂停放疗,及时输液,纠正水、电解质紊乱,注意观察大便的性状,及时送检。⑤外照射时主要是皮肤护理。被照射皮肤经放射线对组织细胞的侵袭可出现皮肤反应,多在照射后8~10d出现。放射性皮肤反应一般分为干性和湿性两种。

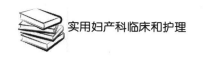

千性反应表现为皮肤瘙痒、色素沉着及脱皮,但无渗出物,不会造成感染,但能产生永久性浅褐色斑。此时应给予保护性措施,用无刺激性软膏如维生素 AD 软膏或羊毛脂涂搽。湿性皮肤反应表现为照射区皮肤有湿疹、水疱,严重时可造成糜烂、破溃,因此要注意放疗区域皮肤的清洁、干燥、避免衣物摩擦,如有水疱出现可涂 2% 甲紫,如已经破溃,可停止放疗局都敷以抗生素药物,促使痊愈。护士要随时观察患者皮肤颜色、结构和皮肤完整性,嘱患者勿搔抓皮肤,注意皮肤的清洁、干燥,内衣及用物应柔软,吸湿性好,避免日晒、摩擦、热敷、粘贴胶布及使用含刺激性的肥皂和化妆品。

护士要了解患者在治疗前后的心理变化。选择适合的时间,用恰当的语言向患者讲解病情,同时讲解治愈的希望,让患者尽早摆脱焦虑和恐惧,以良好的心态积极配合治疗。护士还应耐心做好手术前后的健康宣教工作。同时护士还要鼓励患者正确积极面对放化疗的不良反应,树立战胜疾病的信心,坚持治疗。

4.3　子宫肌瘤

子宫肌瘤是女性生殖系统中最常见的一种良性肿瘤,由平滑肌和结缔组织所组成,好发年龄 30~50 岁。由于许多肌瘤的妇女无症状而未就诊,因此,肌瘤的实际发生率远比报道的高。

按肌瘤生长部位分为宫颈肌瘤(10%)和宫体肌瘤(90%),以宫体肌瘤最常见。按肌瘤与子宫肌壁的关系分为 3 类:①肌壁间肌瘤:占 60%~70%,肌瘤位于子宫肌壁间,周围均被肌层包围。②浆膜下肌瘤:占 20% 左右,肌瘤向子宫浆膜面生长,并突出于子宫表面,肌瘤表面仅由子宫浆膜覆盖。③黏膜下肌瘤:肌瘤向宫腔方向生长,突出于宫腔,仅为黏膜覆盖。子宫肌瘤常为多个,各种类型的肌瘤可发生在同一子宫,呈多发性子宫肌瘤。

4.3.1　病因

子宫肌瘤发生的原因尚不清楚。因肌瘤多发生于生育年龄的妇女,青春期前少见,绝经后逐渐萎缩,提示其发生可能与女性雌激素有关。另有研究表明子宫肌瘤的发生与孕激素的过度刺激关系密切,如以孕激素为主的妊娠期肌瘤生长迅速;肌瘤细胞有丝分裂在黄体期明显增高;肌瘤患者服用孕激素后,其肌瘤的有丝分裂明显增高。因此子宫肌瘤的发生可能与雌孕激素均有关系。

4.3.2 临床表现

4.3.2.1 症状

多无明显症状,仅在体检时偶然发现。症状与肌瘤部位、有无变性相关,而与肌瘤数目、大小关系不大。常见症状有:

异常子宫出血:为最常见的症状,表现为月经增多、经期延长。多见于黏膜下肌瘤及肌壁肌瘤。浆膜下肌瘤月经多正常。肌瘤引起月经异常的原因有:宫腔增大,子宫内膜面积增加;肌瘤影响子宫收缩或血供,造成盆腔慢性充血;肌瘤合并内膜增生或息肉形成;肌瘤合并感染等。

下腹部包块:肌瘤早期腹部摸不到肿块,当肌瘤逐渐增大使子宫超过 3 个月妊娠大小较易从腹部触及。肿块位于腹正中部位,实性、活动、无压痛、生长缓慢。

白带增多:肌壁间肌瘤使宫腔内面积增大,内膜腺体分泌增多,并伴有盆腔充血使白带增多;悬吊于阴道内的黏膜下肌瘤,其表面易感染、坏死,产生大量脓血性排液,有恶臭的阴道排液。

压迫症状:大肌瘤可压迫邻近器官引起尿频、间歇性溢尿、肾盂积水、盆腔静脉瘀血、下肢水肿或便秘。

不孕或自然流产:肌瘤引起的不孕占 2%～10%。肌瘤引起的自然流产机会是正常妊娠的 2 倍。

疼痛:常见下腹部坠胀、腰酸背痛,经期加重。肌瘤红色变性时有急性下腹痛,伴呕吐、发热及肿瘤局部压痛;浆膜下肌瘤扭转可有急性腹痛;子宫黏膜下肌瘤由宫腔向外排出时也可引起腹痛。

继发贫血:患者由于出血过多可导致继发贫血。严重者有全身乏力,面色苍白、气短、心慌等症状。

4.3.2.2 体征

与肌瘤的大小、位置、数目以及有无变性有关。肌瘤增大超过 12 周时,下腹部可扪到包块。子宫增大质硬,表面不平。浆膜下肌瘤有时有蒂与子宫相连,而黏膜下肌瘤有时脱出阴道口,较大的肌瘤可有变性,检查时子宫变软。

4.3.3 肌瘤变性

肌瘤变性是肌瘤失去了原有的典型结构。常见的变性有以下几种:

玻璃变性:又称透明变性,最常见。

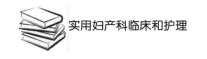

囊性变:子宫肌瘤玻璃变性继续发展,肌细胞坏死液化即可发生囊性变,此时肌瘤变软,很难与妊娠子宫或卵巢囊肿区别。

红色样变:多见于妊娠期或产褥期,为肌瘤的一种特殊类型坏死。患者可有剧烈的腹痛伴恶心呕吐、发热、白细胞计数升高,检查发现肌瘤迅速增大,有压痛。

肉瘤样变:肌瘤恶变为肉瘤较少见,仅为 0.4% ~0.8%,多见于年龄较大的患者。

钙化:多见于蒂部细小血供不足的浆膜下肌瘤以及绝经后妇女。

4.3.4 辅助检查

肌瘤的诊断主要根据症状及盆腔检查,结合辅助检查,如 B 型超声检查宫腔镜、腹腔镜检查等协助诊断。

4.3.5 治疗

子宫肌瘤的治疗方法应根据患者的年龄、症状、肌瘤的大小和部位以及是否有生育要求等因素来决定。

4.3.5.1 随访观察

肌瘤小,无症状,一般不需治疗,特别是近期绝经的妇女。每 3 ~6 个月随访一次,若肌瘤明显增大或出现症状可考虑进一步治疗。

4.3.5.2 药物治疗

在近期绝经患者,肌瘤小于 2 个月妊娠子宫大小症状轻或全身情况不宜手术者,可给予要求对症治疗。常用的药物有促性腺激素释放素类似物、雄激素、米非司酮等。

4.3.5.3 手术治疗

当子宫肌瘤患者的子宫大于 10 周妊娠大小,月经过多继发贫血;有膀胱、直肠压迫症状或肌瘤生长较快;非手术治疗失败;不孕或反复流产排除其他原因时可行手术治疗。手术途径可经腹,经阴道或宫腔镜及腹腔镜下切除。术式包括子寓肌瘤切除术和子宫切除术。

4.3.6 护理

4.3.6.1 护理评估

痛史:了解患者的年龄、月经史、生育史、是否长期使用雌激素如避孕药等,及由于肌瘤压迫所伴随的其他症状。

心理状况:了解患者对子宫肌瘤的认识,对自身疾病的心理反应及有无不良情绪等。

4.3.6.2　护理问题

知识缺乏与缺乏有关疾病和手术的相关知识有关。

疼痛与手术创伤有关。

自理能力缺陷与手术后伤口疼痛、输液影响患者自理活动有关。

活动无耐力与手术创伤和贫血有关。

自我形象紊乱与手术切除子宫、卵巢有关。

4.3.6.3　护理措施

术前指导：

护士要了解患者手术前焦虑的原因及所承受的心理压力,向她们讲解手术的方式、术前的各项准备工作的方法和目的,讲解子宫的切除不会影响生活或改变女性特征。必要时提供一些科普书籍供患者阅读。让患者有良好的心态积极面对手术。

术前准备及术后护理同"妇科腹部手术"和"腹腔镜手术"护理。

4.4　子宫内膜癌

子宫内膜癌是女性生殖器官最常见的恶性肿瘤之一,发病老年妇女居多,平均年龄约 55 岁。子宫内膜癌占女性生殖道恶性肿瘤的 20% ~ 30%,其发病率在乳腺癌、肺癌和大肠癌之后,位居第四。近年其发病率有明显上升趋势。

4.4.1　病因

子宫内膜癌的病因尚未得到肯定的结论,但就目前的研究结果而言,可能有两种发病机制。

4.4.1.1　雌激素依赖型

其发生可能是在无孕激素拮抗的雌激素长期作用下,发生子宫内膜增生症,甚至癌变。根据其流行病学特点,其危险因素包括:肥胖、未孕、晚绝经、糖尿病、高血压及其他心血管疾病等。

4.4.1.2　非雌激素依赖性型

发病与雌激素无明确关系。

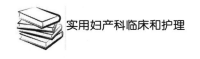

4.4.2 临床表现

4.4.2.1 症状

极早期无明显症状,以后出现阴道出血、阴道排液、疼痛等。

阴道出血:主要表现为绝经后阴道出血,量一般不多。未绝经的妇女表现为月经量增多、经期延长或绝经紊乱。

阴道排液:为血性液体或浆液性分泌物,合并感染后可有脓血性排液,恶臭。

下腹部疼痛:在内膜癌患者中并不多见,但当肿瘤累及宫颈内口时,可引起宫腔积脓,出现下腹部胀痛及痉挛样疼痛。晚期病灶浸润周围组织或压迫神经可引起腰骶部疼痛。

其他:晚期癌症可出现贫血、消瘦及恶病质等症状。

4.4.2.2 体征

早期阳性体征不多。晚期可有子宫明显增大,合并宫腔积脓时可有明显触痛,宫颈管内偶有癌组织脱出,触之易出血。癌灶浸润周围组织时,子宫固定或在宫旁扪及不规则结节状物。

4.4.3 临床分期

目前广泛采用的子宫内膜癌分期是FIGO1988年手术一病理分期。

4.4.4 转移途径

子宫内膜癌主要转移途径为直接蔓延、淋巴转移,晚期可有血行转移。

4.4.4.1 直接蔓延

癌灶初期沿子宫内膜蔓延生长,向上可沿子宫角延至输卵管,向下可累及宫颈管及阴道。若癌瘤向肌壁浸润,可穿透子宫肌壁,累及子宫浆肌层,广泛种植于盆腹膜,直肠子宫陷凹及大网膜。

4.4.4.2 淋巴转移

为子宫内膜癌主要转移途径。当癌灶累及宫颈、深肌层或分化不良时易早期发生淋巴转移。转移途经与癌肿生长部位有关。

4.4.4.3 血行转移

晚期患者经血行转移至全身各器官,常见部位为肺、肝、骨等。

4.4.5 辅助检查

对于子宫内膜癌的诊断要依靠直接采取子宫内膜标本,进行病理诊断。

4.4.5.1 子宫内膜活检

本方法是确诊子宫内膜癌最直接、最有效、最准确的方法。为了弄清病变是否累及颈管,应行"分段诊刮"。操作步骤:先刮颈管,颈管深度应根据患者是否绝经及子宫大小进行估计,颈勺搔刮后再探宫腔,扩张宫颈,最后进入宫体及宫体的刮宫。刮出的组织应注明部位,分别送病理检查,以免互相污染或混淆。此为有创性操作,会给患者带来一定的痛苦。

4.4.5.2 B 型超声检查

可以在明确宫腔内占位的同时,对其与子宫肌层的关系进行评估,对于患者的分期、预后的估价有帮助。

4.4.5.3 磁共振(MRI)

可以对于肿瘤的情况进行全面评价,对于肌层浸润的深度、宫颈受累、宫外转移的判断方面都具有其他方法无法比拟的优点。

4.4.5.4 CT

可以对于肿瘤的情况进行较为全面的评价,尤其是了解病变的范围和程度有一定的价值。

4.4.5.5 宫腔镜检查

可直接观察宫腔及宫颈管内有无癌灶,癌灶的大小及部位,直视下取材活检,减少对早期子宫内膜癌的漏诊。但有可能促进癌细胞的扩散。

4.4.5.6 血清癌抗原(CA125)测定

有子宫外癌肿摇散者其血清(CA125)值明显升高。

4.4.6 治疗

子宫内膜癌应根据患者全身情况、病变累及访问及组织学类型选用治疗方法。早期患者以手术治疗为主,晚期则采用手术、放射、药物等综合治疗。

4.4.6.1 手术治疗

为首选的治疗方法。手术的目的是进行手术—病例分期和切除癌变的子宫及其他可能存在的转移病灶。

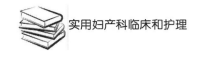

4.4.6.2 放疗

是子宫内膜癌的治疗方法之一,可进行腔内照射和体外照射。术前放疗可缩小癌灶,为手术创作条件;术后放疗是内膜癌最主要的辅助治疗方法,可明显降低局部复发,提高生存率。

4.4.6.3 孕激素治疗

对晚期或复发癌、早期要求保留生育功能的患者可选用孕激素治疗。孕激素受体阳性者有效率可达80%。常用的药物有甲羟孕酮、己酸黄体酮。

4.4.6.4 抗雌激素制剂治疗

适应证与孕激素治疗相同。常用药物是他莫昔芬。

4.4.6.5 化疗

适用于晚期或复发子宫内膜癌患者。常用的药物有顺铂、多柔比星、紫杉醇、环磷酰胺等。

4.4.7 护理

4.4.7.1 护理评估

(1)病史

绝经后出血是子宫内膜癌的重要信号,因此要引起高度重视。同时还要了解患者的高危因素,如身体过重或肥胖、未孕、绝经晚(≥52岁)、糖尿病、高血压、使用雌激素等。子宫内膜癌的"三联症"是肥胖、高血压和糖尿病,患者常常是三症兼而有之。

(2)社会心理问题

了解患者对疾病的认识程度及患病后的心理状态。特别是患者要面临手术前的各项检查,内心有无恐惧和焦虑情绪。

4.4.7.2 护理问题

焦虑与绝经后出血,担心恶性疾病有关。

知识缺乏与缺乏疾病相关知识有关。

疼痛与手术创伤有关。

自理能力缺陷与手术后伤口疼痛、输液影响患者自理活动有关。

活动无耐力与手术创伤和绝经后出血引起贫血有关。

潜在的受伤与放疗不良反应有关。

4.4.7.3 护理措施

手术护理同妇科腹部手术护理。

放疗护理同宫颈癌护理中"放疗护理"。

化疗护理同妇科化疗护理。

激素及其他蓟物治疗护理对于晚期和复发患者不能手术或年轻早期内膜癌要求保留生育功能的患者,应考虑孕激素治疗。如醋酸甲羟孕酮或己酸黄体酮,在治疗中要注意观察药物的不良反应。一般可引起水钠潴留,出现水肿、药物性肝炎。此时,告知患者不必紧张,停药后会逐渐好转。用他莫昔芬(三苯氧胺)治疗的患者可能会出现类似更年期综合征的反应,如潮热、畏寒等,少数患者还可出现阴道出血、恶心、呕吐。如出现这些症状应及时就诊。

4.4.7.4 健康指导

大力宣传科普防癌知识,提高女性防癌普查的自觉性。年龄在 40 岁以上的妇女每年接受 1 次妇科检查,注意子宫内膜癌的高危因素,积极治疗高血压、糖尿病。

绝经后出血是危险信号,一旦出现就应马上就诊。此时治疗可获得满意的效果。

随诊。治疗后应定期随访,75% ~95% 复发在术后 2 ~3 年。因此,一般术后 2 ~3 年每 3 个月随访 1 次,3 年后每 6 个月 1 次,5 年后每年 1 次。随访内容包括详细病史、盆腔检查、阴道细胞学涂片、X 线胸片、血清 CA125 检测等,必要时可做 CT 及 MRI。

4.5　卵巢癌

卵巢肿瘤是女性生殖器官常见的肿瘤,可发生于任何年龄,但多见生育期妇女。卵巢组织成分非常复杂,是全身各脏器原发肿瘤类型最多的器宫。最多见的是卵巢上皮性肿瘤,其次是卵巢生殖细胞肿瘤、卵巢性索间质肿瘤。

卵巢恶性上皮性肿瘤是女性生殖器常见的三大恶性肿瘤之一,5 年存活率仅为30% ~40% 。已成为威胁妇女生命和健康的主要肿瘤。

4.5.1　卵巢肿瘤概述

卵巢组织成分复杂,分类方法多,目前最常用的分类方法是组织学分类法。主要包括:上皮性肿瘤、生殖细胞肿瘤、性索间质肿瘤、脂质细胞瘤、性腺母细胞瘤等。

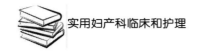

4.5.1.1 上皮性肿瘤

占原发性卵巢肿瘤 50% ~ 70%，其恶性类型占卵巢恶性肿瘤的 85% ~ 90%。来源于卵巢表面的表面上皮，是最常见的卵巢肿瘤，多见于中老年妇女。卵巢上皮性肿瘤分为良性、交界性和恶性，其组织学类型主要有浆液性肿瘤、黏液性肿瘤、卵巢子宫内膜样肿瘤、透明细胞肿瘤及未分化癌等。

4.5.1.2 生殖细胞肿瘤

占卵巢肿瘤的 20% ~ 40%。生殖细胞有发生多种组织的功能。未分化者为无性细胞瘤，胚胎多能者为胚胎癌，向胚胎结构分化者为畸胎瘤，向外胚结构分化为内胚窦瘤、绒癌。按组织学类型分类包括畸胎瘤、无性细胞瘤、胚胎癌及绒癌等。其中畸胎瘤又分为成熟畸胎瘤和未成熟畸胎瘤。成熟畸胎瘤又称皮样囊肿，属于良性肿瘤，占卵巢肿瘤的 10% ~ 20%，占畸胎瘤的 95% 以上，其多发生以 20 ~ 40 岁居多。未成熟畸胎瘤属于恶性卵巢肿瘤，多发生在 11 ~ 19 岁的年轻女性。该肿瘤的复发及转移率均高，但复发后再次手术可见未成熟肿瘤组织具有向成熟转化的特点，即恶性程度出现逆转。

4.5.1.3 性索间质肿瘤

约占卵巢肿瘤的 5%。性索间质来源于原始体腔的间叶组织，可向男女两性分化。性索向上皮分化形成颗粒细胞瘤或支持细胞瘤；向间质分化形成卵泡膜细胞瘤或间质细胞瘤。此类肿瘤常有内分泌功能，故又称功能性卵巢肿瘤。性索间质肿瘤病理分类包括颗粒细胞—间质细胞瘤和支持细胞—间质细胞瘤。

4.5.1.4 转移性肿瘤

体内任何部位的原发癌均可转移至卵巢。常见的原发癌有乳腺、肠、胃、生殖器、泌尿道以及其他脏器等，占卵巢肿瘤的 5% ~ 10%。

4.5.2 病因

卵巢上皮性肿瘤是最常见的卵巢肿瘤。卵巢上皮性癌发展迅速，不易早期诊断，治疗困难，死亡率高。卵巢上皮癌的发病原因尚不清楚，其相关的高危因素主要有以下几种。

4.5.2.1 持续排卵

持续排卵使卵巢表面上皮不断，损伤与修复，其结果一方面在修复过程中卵巢表面，上皮细胞突变的可能性增加；另一方面增加卵巢上皮包涵囊肿形成的机会。减少或一种排卵可减少卵巢上皮由排卵引起的损伤,可能降低卵巢癌发病危险。流行病学调查发现卵巢癌危险因素有未产、不孕。

4.5.2.2 遗传因素

5%~10%的卵巢上皮癌具有遗传异常。人群中卵巢癌的发生率为4%,有1个一级亲属患卵巢癌的妇女患上皮性卵巢癌的危险为5%;有1个一级亲属和1个二级亲属患卵巢癌的妇女患上皮性卵巢癌的危险高达7%。这些卵巢癌的家族聚集现象称为"家族性卵巢癌",认为是基因和环境共同作用的结果。

4.5.2.3 环境因素

环境因素是人类卵巢癌主要的病因决定因素。工业发达的国家卵巢癌的发病率高,提示工业的各种物理或化学产物可能与卵巢癌的发病有关。

4.5.3 临床分期

目前采用FIGO,2000年修订的手术—病理分期,用以估计预后和比较疗效。

4.5.4 转移途径

卵巢恶性肿瘤转移途径主要通过直接蔓延及腹腔种植。瘤细胞可直接侵犯包膜。累及邻近器官,并广泛种植于腹膜及大网膜表面。淋巴转移也是恶性卵巢肿瘤的主要转移途径。

4.5.5 临床表现

卵巢癌早期无任何症状,出现症状时常常已达晚期。

4.5.5.1 症状

卵巢癌主要症状为腹胀、腹部肿物及腹水。其症状的轻重主要取决于肿瘤的大小、位置、侵犯邻近器官的程度;肿瘤的组织学类型及有无并发症。肿瘤若向周围组织浸润或压迫神经,可引起腹痛、腰痛或下肢疼痛;若匪迫盆腔静脉,可出现下肢水肿。晚期可出现消瘦、严重贫血等恶病质现象。

4.5.5.2 体征

三合诊检查在阴道后穹窿触及盆腔质硬结节,肿块多为双侧,实性或半实性,表面凹凸不平,不活动,常伴有腹水。有时在腹股沟、腋下或锁骨上可触及肿大的淋巴结。

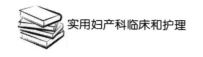

4.5.6　辅助检查

（1）妇科检查

通过三合诊检查可触及包块多为双侧,实性或囊实性,不规则,活动性差,患者常伴有腹水和子宫直肠窝结节。

（2）B 型超声

检测肿块部位、大小、形态,提示肿瘤性状,鉴别卵巢肿瘤、腹水和结核性包裹性积液。其诊断的符合率 >90%。彩色多普勒超声有助于诊断。

（3）腹部 X 线平片

可助卵巢畸胎瘤的诊断。

（4）CT 检查

可清晰地显示肿块,还可显示有无肝、肺结节及腹膜后淋巴结转移。

（5）肿瘤标记物

CA125 是目前被认为对卵巢上皮癌较为敏感的肿瘤标记物,80% 卵巢上皮癌患者CA125 水平高于正常;90% 以上患者 CA125 水平的高低与病情缓解或恶化相一致,可用于病情检查,敏感性高。其正常值为 35 tig/L。AFP（甲胎蛋白）主要用于生殖细胞肿瘤的诊断,内胚窦瘤可以合成 AFP,因此,是诊断内胚窦瘤一个特异的肿瘤标记物,未成熟畸胎瘤患者血清 AFP 升高约占 43.5%。

（6）细胞学检查

在腹水或腹腔冲洗液中找到癌细胞。

（7）腹腔镜检查

可直视肿块的大体惰况,并对整个盆腔探查,在可疑部位进行多点活检。抽吸腹腔液进行细胞学检查。

4.5.7　治疗

卵巢肿瘤一经确诊应手术治疗。手术范围应根据患者的年龄、生育要求及对侧卵巢情况来确定。恶性肿瘤以手术为主,辅以化疗、放疗和其他综合治疗为原则。

4.5.7.1　手术治疗

是治疗卵巢上皮癌的主要手段。应根据术中探查及冷冻病理检查结果决定手术范围。第 1 次手术彻底性与预后密切相关。对于早期卵巢癌（一期、二期）应行全面确定分期的手术。晚期卵巢癌应行肿瘤细胞减灭术,术式与全面确定分期的手术相同,手术的主要目的是尽最大的努力切除卵巢癌之原发灶和转移灶,使残余肿瘤直径

<2cm,必要时可切除部分肠管或脾等。

4.5.7.2 化疗

为主要的辅助治疗。卵巢上皮性癌对化疗较敏感,常用于术后杀灭残留病灶及控制复发;也可用于术前,先化疗缩小病灶后再行手术瀬疗;化疗还可以用于复发的治疗。

晚期卵巢癌对一线化疗的反应率可达70%~80%。一线化疗是指首次肿瘤细胞减灭术后的化疗。常用的药物有顺铂、卡铂、紫杉醇、环磷酰胺、博来霉素、依托泊苷等。根据病情选用静脉化疗或静脉腹腔联合化疗。腹腔化疗不仅能控制腹水,还能使小的腹腔内残存病灶缩小或消失。

二线化疗方案主要针对复发性卵巢癌和耐药性和难治性卵巢癌,常用的药物有异环磷酰胺、紫杉醇、托扑替康等。

4.5.7.3 放疗

外照射可用于锁骨上和腹股沟淋巴结转移灶和部分紧靠盆壁的局限性病灶的局部治疗。对卵巢上皮癌不主张以放疗作为主要辅助治疗手段。

4.5.7.4 免疫治疗

目前临床上多用细胞因子治疗,如白介素、干扰素、胸腺素等,均为辅助治疗手段。可以预见的是,随着基础医学和临床医学的发展,免疫治疗将成为卵巢癌治疗的重要手段。

4.5.8 护理

4.5.8.1 护理评估

(1)病史

护士应了解患者的年龄、月经史、生育史、主要的临床表现,要重视盆腔检查。

(2)心理问题

卵巢肿瘤未确诊前,患者担心是恶性疾病,表现出焦虑、不安。当确定诊断是卵巢癌时,患者感到恐慌、孤单、痛苦。护士通过与患者及家属的交流,了解其存在的心理问题。

4.5.8.2 护理问题

焦虑,与担心疾病的恶性诊断有关。

恐惧,与癌症诊断,面临死亡与家人分离有关。

知识缺乏,与缺乏疾病相关知识,缺乏手术及化疗注意事项有关。

营养失调——低于机体需要量,与癌症慢性消耗性疾病,肿瘤晚期恶病质有关。

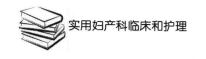

疼痛,与手术创伤有关。

有感染的危险,与肿瘤细胞减灭术、腹部伤口、留置引流管、营养不良、介入性治疗有关。

潜在并发症,出血,与肿瘤细胞减灭术创面大、血管断端结扎不紧或结扎脱落、患者凝血功能障碍有关。

有受伤的危险,与卵巢癌化疗不良反应有关。

4.5.8.3 护理措施

卵巢癌患者入院后,思想负担重,情绪低落。护士要耐心细致的向患者介绍病室环境,增加患者的安全感和信任感,对患者提出的问题要耐心解答。使其能积极配合治疗。

患者卧床时间长,抵抗力差,易造成皮肤压伤。交接班时要查看患者全身皮肤,每2 小时翻身 1 次,按摩骨隆突处,保持床单位的清洁和整齐,预防压疮的发生。

卵巢癌患者饮食宜清淡,易消化,少食多餐,根据病情需要选择营养支持的方法,如鼻饲增加营养物质摄入,也可选择完全胃肠外营养。护士在配置和输入营养液时应严格无菌技术操作,注意输液速度,预防感染。同时患者应监测血象、肝肾功能、血清蛋白等。

卵巢癌手术护理同妇科手术的护理。

卵巢癌术后的尿管、引流管、胃管的护理非常重要。要保持其通畅,观察其颜色、量、性质,出现异常及时报告医生给予有效处理。

放疗护理同妇科放疗护理。

化疗护理同妇科化疗护理。

4.5.8.4 健康指导

卵巢肿瘤治疗后易复发,应坚持长期随访。随访时间为:手术后 1 年内,每月 1 次;术后 1~2 年,每 3 个月 1 次;术后 2~3 年,每 6 个月 1 次;术后 3 年以上,每年 1 次。

5 外阴白色病变及外阴瘙痒

外阴白色病变是指一组确切病因尚未明了的女性外阴皮肤、黏膜营养障碍性疾病,表现为局部皮肤黏膜变白、变粗或萎缩,伴不同程度的组织变性。包括硬化性苔藓和鳞状上皮增生,两者可同时存在,称为硬化性苔藓伴鳞状上皮增生。外阴白色病变的癌变发生率约为 2% ~3% ,鳞状上皮增生、硬化性苔藓伴鳞状上皮增生可继发外阴上皮内瘤变(VIN)。硬化性苔藓很少继发 VIN,恶变者罕见。外阴瘙痒是妇科常见症状之一,可由局部或全身因素引起。

5.1 外阴鳞状上皮增生

外阴鳞状上皮增生是以外阴瘙痒为主要症状但病因不明的疾病。迄今为止,尚无确切证据表明慢性损伤、过敏、局部营养失调或代谢紊乱是导致此病的直接原因。

5.1.1 临床表现

多发生于 30 ~60 岁的妇女,最主要的症状是外阴奇痒。

病变范围不一,常呈对称性,主要累及大阴唇、阴唇间沟、阴蒂包皮、阴唇后联合等处。病变部位皮肤增厚似皮革,陲卢有皱臂或鳞屑、湿疹样变。表皮层过度角化较轻时,皮肤颜色暗红或粉红;过度角化显著时,可出现界限清晰的白色斑块。一般无萎缩或粘连。

5.1.2 诊断要点

外阴瘙痒为此病的主要症状,患者多难以忍受。

外阴色素减退起病时病变部位稍隆起,呈暗红色或粉红色,间有白色区。进一步可发展为界限清晰的白色斑块。

妇科检查见外阴色素减退,常对称性累及大、小阴唇、阴蒂包皮、阴唇后联合及肛门周围。鳞状上皮增生病损区皮肤增厚似皮革、湿疹样改变;硬化性苔藓皮肤、黏膜变

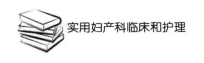

白、变薄,失去弹性,易破裂,阴道口狭窄,肛周皮肤变白。

病理检查为主要的确诊依据。为明确有无 VIN 或为癌变,活检应选择在皲裂、溃疡、隆起、结节及粗糙部位进行。并应选择不同部位多点活检。也可以先用 1% 甲苯胺蓝涂抹病变皮肤,待自干后用 1% 醋酸擦洗脱色,于不脱色区活检。

阴道分泌物检查:外阴皮肤增厚、发红或发白,伴有瘙痒且阴道分泌物增多者,应行阴道分泌物检查以排除念珠菌、滴虫感染。

尿糖、血糖检查:外阴皮肤对称发红、增厚,伴有严重瘙痒但无分泌物者,应考虑为糖尿病所致的外阴炎,检查尿糖、血糖可以明确诊断。

5.1.3　治疗方案及原则

一般处置选用宽松透气的内衣,以棉织物为佳。饮食宜清淡,忌烟酒及辛辣刺激食品。保持外阴清洁,局部忌用肥皂及搔抓,止痒可用冷水或冰水坐浴,每日 3 次,或按需施治。

全身用药精神紧张、瘙痒症状明显以致失眠者,可用镇静安眠和脱敏药。

局部用药用于控制局部瘙痒。

激光治疗可止痒,并改善局部血运。

手术治疗外阴白色病变不是手术治疗(外阴切除或外阴局部切除)的适应证。出现以下情况应行手术治疗。

预后及随访:

预后鳞状上皮增生、硬化性苔藓伴鳞状上皮增生,5% ~ 10% 出现 VIN。

随访:注意外阴卫生,避免任何外阴部的慢性刺激。VIN 治疗后必须定期随访,如有复发,则进一步处理。

5.2　外阴硬化性苔藓

外阴硬化性苔藓是一种以阴及肛周皮肤萎缩变薄为主的皮肤病,以皮肤萎缩为特征。

5.2.1　临床表现

发生于任何年龄,以绝经后妇女和青春期少女多见。

主要症状为病变部位瘙痒,程度轻重不一,可无瘙痒。严重者因阴道口萎缩性狭窄造成性交困难。

病灶特点主要症状为病变部位瘙痒，但有些患者可无瘙痒症状。病灶多位于大阴唇、小阴唇、阴蒂、阴唇后联合及肛门周围等部位，且多呈对称性分布。早期病灶多呈粉红色、白色小丘疹样，丘疹融合成片可呈紫癜状。随病变进一步发展，局部皮肤、黏膜变白、变薄，失去弹性，干燥易皲裂。严重者外阴萎缩、粘连、融合、疤痕形成。

5.2.2　诊断

外阴瘙痒。

病损特点：局部皮肤、黏膜变白、变薄，失去弹性，干燥易皲裂。严重者外阴萎缩、粘连、融合、疤痕形成。

病理检查：典型病理特征为表皮层角化和毛囊角质栓塞，表皮棘层变薄伴基底细胞液化变性，黑素细胞减少，上皮脚变钝或消失，真皮浅层出现均质化，真皮中有淋巴细胞和浆细胞浸润。

5.2.3　治疗方案及原则

一般治疗与外阴鳞状细胞增生的治疗相同。

局部药物治疗：

①2%丙酸睾酮鱼肝油软膏局部涂擦，每日3~4次，3个月为一疗程。待症状、体征改善后可减量继续应用，直至病变消失。

②0.5%黄体酮鱼肝油软膏代替丙酸睾酮制剂局部涂擦。适用于丙酸睾酮治疗期间出现男性化副反应或疗效不佳时。

③0.05%氯倍他索软膏，最初1个月每日2次，继而每日1次共用2个月，以后每周2次共用3个月，总计治疗时间半年。

④凡瘙痒顽固、表面用药无效者，可用5mg曲安奈德混悬液+2ml生理盐水稀释皮下注射。

⑤幼女硬化性苔藓用1%氢化可的松软膏或以100mg黄体酮油剂加入30g凡士林油膏或软膏中涂擦局部，多数可缓解，便仍应长期定时随访。

手术治疗方法与外阴鳞状上皮增生的治疗相同，但此病恶变机会更少，故很少采用手术治疗。

5.3 外阴瘙痒症

外阴瘙痒是妇科疾病的常见症状之一。可由局部或全身疾病引起。全身原因可有忧郁、焦虑、紧张等精神因素，以及更年期、糖尿病、内分泌因素等，局部原因可有外阴阴道真菌病、滴虫性阴道炎、外阴白色病变、白带刺激、药物过敏、月经垫及化纤内裤过敏等。

5.3.1 临床表现

外阴瘙痒，发作性或持续性，夜间尤甚。瘙痒多位于阴蒂、小阴唇，也可波及大阴唇、会阴甚至肛门。外阴除原发病的表现以外，搔抓可引起抓痕、血痂，长期搔抓可引起肥厚和苔藓样变。原因不明的瘙痒一般仅发生于生育年龄或绝经后，多波及整个外阴，虽瘙痒十分严重，但局部皮肤、黏膜外观正常，或仅有抓痕和血痂。

5.3.2 诊断要点

外阴瘙痒。

原发病症状和体征。

妇科检查：外阴局部无原发性皮肤、黏膜损害。因长期瘙痒，局部皮肤、黏膜可产生继发性肥厚、浸润及苔藓样变。病变常累及大阴唇外侧，亦可累及小阴唇、阴蒂包皮、阴道口，甚至肛门周围。

5.3.3 治疗方案及原则

5.3.3.1 一般治疗

一般处理选用宽松内裤，以棉织物为佳，忌烟酒及辛辣食物。保持外阴清洁，忌用肥皂，局部忌搔抓。

5.3.3.2 病因治疗

真菌及滴虫性阴道炎、外阴白色病变等的治疗见相关章节。

围绝经期低雌激素引起的外阴瘙痒，局部用己烯雌酚 2mg 加鱼肝油 30ml，外用，每日 3 次。可行全身雌激素替代疗法。

局部过敏，去除过敏源，如更换月经垫品种等。

糖尿病、黄疸等全身性疾病的治疗。

5.3.3.3　局部治疗

5%苯佐卡因软膏,外用,每日 3 次。

醋酸氢化可的松霜或醋酸曲安奈德软膏,外用,每日 3 次。

严重瘙痒可做局部封闭治疗,药物为醋酸氢化可的松 5mg 加 1% 利多卡因 5~10ml,每周 2 次,酌情 3~5 次。

5.3.3.4　内服药治疗

症状严重者可口服镇静药,如氯苯那敏4mg、异丙嗪25mg 或苯海拉明25mg,每日 2 次。有忧郁、焦虑、紧张等精神因素者,应仔细询问致病的心理社会因素,做相应的心理治疗。选用抗忧郁抗焦虑药物。

多塞平:25mg,每晚 1 次,或 12.5~25mg,每日 3 次。

阿普唑仑:0.4~0.8mg,每晚 1 次,或 0.4mg,每日 3 次。

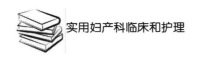

6　月经异常

女性内分泌疾病是女性常见的疾病,主要是由于下丘脑－垂体－卵巢内分泌轴异常所引起。临床常见的有性早熟、经前期综合征、功能性子宫出血、痛经、多囊卵巢综合征、高催乳激素血症以及绝经期综合征。临床主要表现为月经周期或经期长短、出血量的异常或某些其他异常的症状。

6.1　功能失调性子宫出血

功能失调性子宫出血(DUB)简称功血,是由于下丘脑－垂体－卵巢轴功能失调而并非器质性病变引起的异常子宫出血。按发病机制可分为无排卵性功血和排卵性功血两大类。前者占70%~80%,多见于青春期及绝经过渡期妇女。后者占20%~30%,多见于育龄妇女。

6.1.1　病因与发病机制

6.1.1.1　无排卵性功能失调性子宫出血

无排卵性功能失调性子宫出血是由于机体受到内部和外部各种异常因素,诸如精神过度紧张、情绪变化、环境气候改变、营养不良、贫血、代谢紊乱、甲状腺功能、肾上腺功能变异等疾病影响时,通过中枢神经系统引起下丘脑－垂体－卵巢轴功能调节异常,从而导致月经失调。无排卵性功血主要包括青春期功血和绝经过渡期功血,育龄期少见。其发病机制各不相同。

(1)青春期功血

青春期无排卵功血的主要原因是下丘脑—垂体对雌激素的正反馈反应异常。同时青春期功血患者下丘脑－垂体－卵巢轴尚未成熟,未能建立稳定的周期性调控机制,如果此时受到机体内部和外界等诸多因素的应激刺激或肥胖等遗传因素的影响,就可能引起功血。

（2）绝经过渡期功血

绝经过渡期功血无排卵功血的主要原因是,卵巢功能逐渐减退,卵泡逐渐耗尽,剩余卵泡对垂体促性腺激素的反应性减低,雌激素分泌量波动,不能形成排卵前高峰,排卵停止。

（3）育龄期功血

可因某种内外环境刺激,如劳累、应激、流产、手术或疾病等引起短暂阶段的无排卵功血。亦可因肥胖、多囊卵巢综合征、高催乳素血症等长期存在的因素引起持续无排卵性功血。

（4）其他因素

无排卵性功血还与子宫内膜出血的自限性机制缺陷有关,如子宫内膜组织脆性增加、子宫内膜脱落不全、血管结构与功能异常、凝血与纤溶异常、血管舒缩因子异常等。

6.1.1.2　排卵性功能失调性子宫出血

排卵型功能失调性子宫出血较无排卵性功能失调性子宫出血少见,多发生于生育期妇女,患者有排卵,但黄体功能异常。常见两种类型。

（1）黄体功能不足（LPD）

黄体功能健全发育的前提是足够水平的促卵泡激素（FSH）和黄体生成素（LH）,LH/FSH 比值以及卵巢对 LH 的良好反应,而黄体功能不全的因素主要有卵泡发育不良,LH 排卵高峰分泌不足,LH 排卵峰后低脉冲缺陷。

（2）子宫内膜不规则脱落

又称黄体萎缩不良,是由于下丘脑－垂体－卵巢轴调节功能紊乱或溶黄体机制异常引起黄体萎缩不全,内膜持续受孕激素影响,使子宫内膜不能如期完全脱落。

6.1.2　临床表现

6.1.2.1　无排卵性功能失调性子宫出血

临床上最主要的症状是子宫不规则出血。出血间隔长短不一,短者几日,长者数月,常误诊为闭经;出血量多少不一,出血量少者只是点滴出血,多者大量出血,不能自止,导致贫血或休克。出血期间一般无腹痛或其他不适。体征:贫血貌,盆腔检查子宫大小正常。

6.1.2.2　排卵性功能失调性子宫出血

黄体功能不足者表现为月经周期缩短,月经频发。有时月经周期虽在正常范围内,但是卵泡期延长,黄体期缩短,故不孕或早孕期流产发生率高。

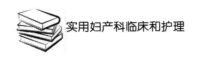

子宫内膜不规则脱落者,表现为月经周期正常,但经期延长,多达 9～10d,且出血量多,后几日常常表现为少量淋漓不断出血。

6.1.3 辅助检查

6.1.3.1 诊断性刮宫

诊断性刮宫简称诊刮,其一方面能刮取内膜组织送病理检查,以明确诊断;另一方面将内膜全部刮净后达到止血的目的,有治疗的作用。为了确定排卵或黄体功能,应在经前期或月经来潮 6h 内刮宫;若怀疑子宫内膜脱落不全,则应在月经来潮第 5～6 天刮宫;不规则出血者可随时刮宫。

6.1.3.2 基础体温测定

基础体温测定是观察排卵的最简易的方法。基础体温呈单项型,提示无排卵。基础体温呈双相型,排卵后体温上升缓慢且幅度低,升高时间短,提示黄体功能不全。基础体温 呈双相型,但下降缓慢,提示子宫内膜不规则脱落。

6.1.3.3 超声检查

可了解子宫大小、形态,宫腔内有无赘生物,子宫内膜厚度等。

6.1.3.4 阴道脱落细胞涂片检查

月经前见底层细胞增生,表层缅胞出现角化,整个上皮的厚度增加,提示无排卵性功血。如见到脱落的阴道上皮细胞为中层或角化前细胞,但缺乏典型的细胞堆集和皱褶,提示黄体功能不足。

6.1.3.5 激素测定

可通过血、尿标本测定体内的性激素和神经内分泌激素,了解下丘脑－垂体－卵巢轴的功能。

6.1.3.6 宫腔镜检查

宫腔镜下可觅到子宫内膜情况,在直视下选择病变区域进行活检,比盲目的诊断方法价值更高。

6.1.3.7 宫颈黏液结晶检查

经前检查出现羊齿植物叶状结晶提示无排卵。

6.1.4 治疗

6.1.4.1 无排卵性功能失调性子宫出血

（1）一般治疗

轻度贫血者补充铁剂、维生素 C 和蛋白质,严重贫血者需输血。出血时间长者给予抗生素预防感染。同时加强营养,避免过度劳累和剧烈活动。

（2）药物治疗

青春期及生育期无排卵性功血以止血、调整周期、促排卵为主;绝经过渡期功血以止血、调整周期、减少经量、防止子宫内膜癌病变为治疗原则。

6.1.4.2 排卵性功能失调性子宫出血

（1）黄体功能不足

治疗原则为促进卵泡发育,刺激黄体功能及黄体功能替代。分别应用 CC、HCG 和黄体酮。CC 可促进卵泡发育,诱发排卵,促使正常黄体形成。HCG 以促进及支持黄体功能。黄体酮补充黄体分泌黄体酮的不足,用药后使月经周期正常,出血量减少。

（2）子宫内膜不规则脱落

治疗原则为调节下丘脑－垂体－卵巢轴的反馈功能,使黄体及时萎缩,常用药物有孕激素和 HCG。孕激素作用是调节下丘脑－垂体－卵巢轴的反馈功能,使黄体及时萎缩,内膜及时完整脱落。HCG 有促进黄体功能的作用。

6.1.5 护理

6.1.5.1 基础护理

一般资料评估:询问病史、了解年龄、月经史、婚育史、避孕措施、精神创伤史等。

身体评估:了解功血患者的临床表现。

心理社会评估:评估患者的心理顾虑、焦虑程度等。

心理护理:患者因月经过多或合并经期延长,导致头晕、心慌、全身无力等一系列重度贫血的症状,甚至出现失血性休克,影响患者正常生活,使之出现恐惧不安的心理状态,从而影响了患者的工作、学习和正常生长发育。护士可通过心理支持,帮助其消除恐惧心理,树立战胜疾病的信心,使其能较好地配合治疗。

6.1.5.2 疾病护理

（1）疾病护理

①维持正常血容量:观察记录生命体征,出血量,遵医嘱执行治疗方案(配血,输

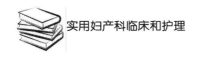

血,止血),注意输血反应。

②补充营养,注意休息:纠正贫血,补充铁剂、维生素 C、蛋白质等。

(2)专科护理

指导患者严格遵医嘱使用性激素。治疗一般分止血、调整周期、诱发排卵 3 个阶段。由于应用性激素治疗时,要求严格、疗程较长,服药时间要准确,因此护士要做好药物指导,督促患者按时按量,不停服、漏服,按规定减量。维持量服用时间,按停药后发生撤退性出血的时间,与病人上一次行经时间相应考虑,注意服药期间的不良反应,治疗期间出现阴道出血要及时就诊。

(3)预防感染

监测感染征象,观察体温,脉搏,腹痛及血常规结果等,及时发现并报告医师处理。做好会阴护理,合理使用抗生素。

(4)讲解疾病相关知识

使患者及家属了解疾病知识,积极配合治疗。

(5)观察阴道情况

出血量、出血持续时间、颜色,腰痛的部位、性质。保留会阴垫以备检查。重度贫血患者或出血增多者,遵医嘱及时测量出血量,监护生命体征变化,观察全身情况的变化,有异常情况及时处理。

6.2　闭经

闭经是妇科疾病中的常见症状,并非一种独立疾病,根据月经是否来潮,将闭经分为原发性和继发性两类。年龄超过 16 岁(有地域性差异),第二性征已发育,或年龄超过 14 岁,第二性征尚未发育,且无月经来潮者称为原发性闭经,约占 5%;以往曾建立正常月经,但以后因某种病理性原因而月经停止 6 个月以上者,或按自身原来月经周期计算停经 3 个周期以上者称为继发性闭经,占 95%。根据闭经发生的原因分为生理性闭经和病理性闭经两类,病理性闭经按病变部位可分为 4 种:①中枢神经—下丘脑性闭经。②卵巢性闭孕。③垂体性闭经。④子宫性闭经;按促性腺激素水平又可分为高促性腺激素闭经和低促性腺激素闭经;按闭经严重程度,可将闭经分为Ⅰ度闭经和Ⅱ度闭经。闭经的病因复杂,影响身心健康,应确定病变部位和疾病种类,对因治疗。青春期前、妊娠期、哺乳期及绝经后的月经不来潮均属生理性闭经,不属本节范畴。

6.2.1 病因及发病机制

原发性闭经较少见,往往由于遗传学原因或先天性发育缺陷引起,如米勒管发育不全综合征、雄激素不敏感综合征、对抗性卵巢综合征、低促性腺激素性腺功能减退和高促性腺激素性腺功能减退。继发性闭经发生率明显高于原发性闭经,经常是由继发的器官功能障碍或肿瘤引起,本节按照下丘脑 – 垂体 – 卵巢 – 子宫轴解剖部位介绍闭经的相关病因

6.2.1.1 下丘脑性闭经

下丘脑性闭经是最常见的一类闭经,其病因最复杂。包括精神应激性、体重下降、神经性厌食、过度运动、药物等引起的下丘脑分泌垂体促性腺素释放激素(GnRH)功能失调或抑制;另外,还有先天性疾病或脑发育畸形及肿瘤引起的下丘脑 GnRH 分泌缺陷。

精神应激性精神打击、环境改变、过度劳累、情感变化等强烈的精神因素可引发机体应激反应,使促肾上腺皮质激素释放激素(CRH)和可的松的分泌增加,扰乱内分泌的调节功能而发生闭经。闭经多为一时性,通常很快自行恢复,也有持续时间较长者。

下丘脑多巴胺分泌下降引起垂体催乳素病理性分泌增加,对生殖轴产生抑制。

神经性厌食是一种精神神经内分泌紊乱眭疾病。病因尚不清楚,起病于强烈惧怕肥胖而有意节制饮食,体重骤然下降导致促性腺激素低下。当体重下降到正常体重的 15% 以上时即可发生闭经。多发生于 25 岁以下年轻女性,病死率高达 9%。

运动性闭经竞争性的体育运动以及强运动和其他形式的训练,引发闭经称运动性闭经。原因是多方面的。初潮发生和月经的维持有赖于一定比例(17% ~20%)的机体脂肪,若运动员机体肌肉/脂肪比率增加或总体脂肪减少,而脂肪是合成甾体激素的原料,故可使月经异常。另外,运动加剧后 GnRH 释放受到抑制而引起闭经。

Kallmann 综合征是一组以低促性腺素、低性激素为主,伴有嗅觉减退或缺失的症候群。临床表现为原发性闭经,性发育缺如,伴嗅觉减退或丧失。

药物性闭经除垂体腺瘤可引起闭经溢乳综合征外,长期应用某些药物如吩噻嗪及其衍生物(奋乃静、氯丙嗪)、利舍平以及甾体类避孕药,也可出现继发性闭经和异常乳汁分泌,其机制是药物抑制了下丘脑分泌 GnRH 或通过抑制下丘脑多巴胺使垂体分泌催乳素增加。药物性闭经常常是可逆的,一般在停药后 3~6 个月月经自然恢复。如未恢复月经者,应注意排除其他疾病。

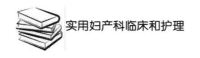

颅咽管瘤是垂体、下丘脑性闭经的罕见原因,瘤体增大压迫下丘脑和垂体柄时,可引起闭经、生殖器官萎缩、肥胖、颅压增高、视力障碍等症状,称为肥胖生殖无能营养不良症。

6.2.1.2　垂体性闭经

指垂体病变使促性腺激素降低引起的闭经。有先天性和获得性两大类,先天性很少见。常见的获得性垂体病变有垂体肿瘤、空蝶鞍综合征、希恩综合征。

6.2.1.3　卵巢性闭经

指卵巢功能异常,不能对促性腺激素发生反应并合成性激素,造成卵巢性激素水平低落,子宫内膜不发生周期性变化而导致闭经。如:特纳综合征、单纯形腺发育不全、卵巢早衰及多囊卵巢综合征等。

6.2.1.4　子宫性闭经

由先天性子宫畸形或获得性子宫内膜破坏所致闭经。闭经的原因在子宫。如先天性无子宫缺陷、Asherman 综合征、子宫内膜结核等。

6.2.1.5　先天性下生殖道发育异常

包括无孔处女膜、阴道下 1/3 段缺如,均可引起经血引流障碍而发生闭经。

6.2.1.6　其他内分泌功能异常

肾上腺、甲状腺、胰腺等功能异常也可引起闭经。常见的疾病为甲状腺功能减退或亢进、肾上腺皮质功能亢进、肾上腺皮质肿瘤、糖尿病等均可通过下丘脑影响垂体功能而造成闭经。

6.2.2　辅助检查

育龄妇女首先应查尿或血 HCG 排除外妊娠。

评估雌激素水平以确定闭经程度:

①宫颈评分法:根据宫颈黏液量、拉丝度、结晶及宫颈口开张程度评分,每项 3 分,共 12 贫。

②阴道上皮脱落细胞检查:根据阴道上皮脱落细胞中伊红染色或角化细胞所占比例了解雌激素影响程度。

③孕激素试验:可用黄体酮肌内注射或甲羟孕酮口服。

雌激素试验:如病史及妇科检查已排除子宫性闭经及下生殖道发育异常,此步骤可省略。

激素测定主要有催乳素（PRL）测定、促性腺激素测定、垂体兴奋试验。

其他激素测定：肥胖或临床上存在多毛、痤疮等高雄激素体征时须测定胰岛素、雄激素和 17 羟孕酮。

基础体温测定了解卵巢排卵功能。

子宫内膜活检了解子宫内膜有无增生性病变。

子宫输卵管造影了解有无子宫腔病变和宫腔粘连。

染色体检查：对怀疑有先天畸形者需做染色体核型分析及分带检查。

6.2.3 治疗

明确病因，对因治疗并根据患者有无生育要求制定具体治疗方案。

6.2.3.1 全身治疗

疏导神经精神应激引起的精神心理，以消除患者精神紧张、焦虑及应激状态。

低体重或节制饮食消瘦至闭经者应调整饮食，加强营养，恢复标准体重。

运动性闭经者应适当减少运动量及训练强度，必须维持运动强度的，应供给足够营养及纠正激素失衡。

6.2.3.2 内分泌药物治疗

根据闭经的病因极其病理生理机制，采用天然激素及其类似物或其拮抗药，补充机体激素不足或拮抗其过多，以恢复自身的平衡而达到治疗目的。主要有抑制垂体催乳素过多分泌治疗、诱发排卵药物治疗、雌孕激素替代治疗。

6.2.3.3 手术治疗

闭经若由器质性病变引起，应针对病因治疗。如宫颈—宫腔粘连者可行宫腔镜，宫颈—宫腔粘连分离后放置避孕环。先天性畸形如处女膜闭锁、阴道横膈或阴道闭锁均可手术切开或成形术，使经血畅流。结核性子宫内膜炎者应积极接受抗结核治疗。卵巢或垂体肿瘤者应按所制订的相应治疗方案。

6.2.3.4 辅助生育

辅助生育是指采用超促排卵法即采用促性腺激素刺激多卵泡发育后直接从卵巢取卵的所有技术，包括体外受精、配子输卵管内移植术、合子输卵管内移植术、胚胎输卵管移植术。

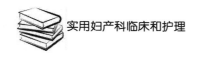

6.2.4 护理

6.2.4.1 护理评估

（1）一般资料评估

回顾患者婴幼儿期生长发育过程，有无先天性缺陷或其他疾病。询问家族中有无相同疾病者。详细询问月经史，包括初潮年龄、第二性征发育情况、月经周期、经期、经置、有无痛经，了解闭经前月经情况。已婚妇女询问其生育史及产后并发症。此外特别注意询问闭经期限伴随症状，发病前有无引起闭经的诱因如精神因素、环境改变、体重增减、剧烈运动、各种疾病及用药影响等。

（2）身体评估

评估患者营养情况、全身发育状况，测量身高、体重、智力情况、躯干和四肢的比例，五宫生长特征，检查有无多毛，患者第二性征发育情况，如音调、乳房发育、阴毛及腋毛情况、骨盆及是否具有女性体态，并挤双乳观察有无乳汁分泌。

（3）心理社会评估

评估患者的心理顾虑、焦虑程度，了解患者及家属的压力原因及对治疗的信心。

6.2.4.2 护理问题

自我形象紊乱与较长时间的闭经有关。

功能障碍性悲哀与治疗效果反复，亲人不理解有关。

营养失调与不合理的节食有关。

6.2.4.3 护理措施

注意观察患者精神状态，闭经对患者的自我概念有较大的影响，患者担心闭经对自己的健康、性生活和生育能力的影响。病程过长及反复治疗效果不佳时会加重患者和家属的心理压力，表现为情绪低落，对治疗和护理丧失信心，反过来又会加重闭经。因此，要加强心理护理，多做解释工作，消除患者思想顾虑，保持心情舒畅，使患者配合治疗。

6.3　痛经

痛经是指月经期发生在下腹部的一种痉挛性的疼痛，为妇科最常见的症状之一，可在行经前后或月经期出现下腹疼痛坠胀、腰酸或合并头痛、乏力、头晕、恶心等其他不适,影响生活和工作。常发生在年轻女性,其发生率约为50%,其中15%的严重痛经限制了患者的日常活动。痛经分原发性和继发性两类,原发性痛经是无盆腔器质性病变的痛经患者,又称功能性痛经,多发生初潮的几年内;继发性痛经通常是器质性盆腔疾病的后果,又称器质性痛经,如子宫内膜异位症、生殖道畸形、盆腔炎或宫颈狭窄等引起的痛经。本节只讨论原发性痛经。

6.3.1　病因及发病机制

原发性痛经多见于青少年期,病因和病理生理并未完全明了,其疼痛与子宫肌肉活动增强所导致的子宫张力增加和过度痉挛性收缩有关。主要有以下几种解释。

(1)前列腺素合成与释放异常

许多研究表明,子宫合成和释放前列腺素增加,是原发性痛经的主要原因。其中PGFa,使子宫肌层及小血管过强收缩,甚至痉挛而出现痛经,因此原发性痛经仅发生在有排卵的月经期。PGF2a进入血循环引起胃肠道、泌尿道等处的平滑肌收缩,从而引发相应的全身症状。

(2)子宫收缩异常

正常月经周期子宫的基础张力小,收缩协调,痛经时,子宫平滑肌不协调收缩,子宫张力升高,造成子宫血流量减少,供血不足,导致厌氧代谢物积蓄,刺激C类疼痛神经元,发生痛经。

(3)血管加压素及缩宫素的作用

月经期妇女体内血管加压素的水平升高造成子宫过度收缩及缺血,引发痛经。

(4)精神、神经因素

内在或外来的应激可使机体痛阈降低,精神紧张、焦虑、恐惧、寒冷刺激、经期剧烈运动以及生化代谢产物均可通过中枢神经系统刺激盆腔疼痛纤维。

(5)遗传因素

女儿与母亲发生痛经有相关关系。

(6)其他因素

白细胞介素被认为会增加子宫纤维对疼痛的敏感性;垂体后叶加压素可能导致子宫肌层的高敏感性,减少子宫血流,引发痛经。

6.3.2　临床表现

原发性痛经经常发生在年轻女性,初潮后6~12个月开始,30岁后发生率下降。患者于月经来潮前数小时即感疼痛,经期疼痛逐步或迅速加剧,持续数小时至2~3d,

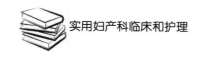

疼痛多数位于下腹中线或放射至腰骶部、外阴与肛门,少数人的疼痛可放射至大腿内侧。疼痛的性质以胀坠痛为主,重者呈痉挛性。可伴随恶心、呕吐、腹泻、头晕、乏力等症状,严重时面色发白、四肢厥冷、出冷汗。妇科检查无异常发现,偶有触及子宫过度前倾、前屈或过度的后倾、后屈位。

6.3.3 治疗

主要目的是缓解疼痛及其伴随症状。

6.3.3.1 一般治疗

应重视精神心理治疗,阐明月经期轻度不适是生理反应。必要时给予镇痛、镇静、解痉治疗。低脂的素食和鱼油可以减少一些妇女的痛经。

6.3.3.2 药物治疗

抑制排卵药物适用于要求避孕的患者,其原理可能是通过抑制下丘脑-垂体-卵巢轴,抑制排卵,从而预防痛经。约有50%的原发性痛经可完全缓解,90%明显减轻。

前列腺素合成酶抑制药适用于不要求避孕或对口服避孕药效果不好的原发性痛经患者。其原理是通过阻断还氧化酶通路抑制PG合成,达到治疗痛经的效果。有效率60%~90%。

钙拮抗药可干扰钙离子通过细胞膜,并阻止钙离子由细胞释放,从而抑制子宫收缩。

6.3.3.3 手术治疗

宫颈管扩张术适用于已婚宫颈管狭窄的患者。

骶前神经切断术对于顽固性痛羟患者,最后可选骶前神经切断术,33%的痛经可减轻。

6.3.4 护理

6.3.4.1 护理评估

一般资料评估了解患者的年龄、月经史与婚育史,询问与诱发痛经相关的因素,疼痛与月经的关系,疼痛发生的时间、部位、性质及程度,是否服用镇痛药缓解疼痛,用药量及持续时间,疼痛时伴随的症状以及自觉最能缓解疼痛的方法和体位。

身心评估一般妇女对痛经不适都能耐受,但对此不适的反应因人而异,个性不同的人对事物的看法不同,痛阈和耐痛阈也有差异,而且对痛的表达方式或行为反应也不相同。情绪不稳定与精神质的人,对事物可能有过强的、偏激的反应,对月经期出现的轻微下腹部不适应强烈,缺乏足够的认识,夸大疼痛、紧张、焦虑和抑郁。较长时间的焦虑和身体上的不适,刺激内分泌轴,通过肾上腺皮质释放皮质激素,垂体后叶分泌加压素、催产素增多,引起子宫过度收缩,局部缺血,疼痛加重。痛经患者不仅收缩压力高于正常妇女,而且收缩后不能完全松弛,造成痛经—消极情绪反应的恶性循环。

6.3.4.2　护理问题

疼痛与痛经有关。

恐惧与长期痛经造成的精神紧张有关。

6.3.4.3　护理措施

心理护理:关心并理解患者的不适和恐惧心理,阐明月经期可能有一些生理反应如小腹坠胀和轻度腰酸,讲解有关痛经的生理知识,疼痛不能忍受时提供非麻醉性镇痛治疗。

对症护理:可进行腹部热敷和进食热的饮料如热汤或热茶。遵医嘱给予镇痛药物,必要时还可配合中医中药治疗。

专科护理:应用生物反馈法:增加患者的自我控制感,使身体放松,以解除痛经。纠正不良的饮食习惯,按时吃早餐,不吃冷饮、零食,少吃有刺激性的食物特别是经期尤为重要。注意保暖,患者在经期应保持身体暖和,可以多喝热水,也可在腹部放置热水袋。这样会加速体内的血液循环并松弛肌肉,尤其是可使痉挛、充血的骨盆部位得到放松,从而收到缓解痛经的效果。可服用镇痛药,痛经患者在疼痛发作时可对症处理,可服用阿司匹林及对乙酰氨基酚来缓解疼痛。适当进行体育锻炼女性在月经期间可进行适宜的运动,同时应注意缩短运动的时间,在运动时应放慢速度、减少重动量,一般以不感到特别劳累为宜。

6.3.4.4　健康教育

饮食指导:注意经期的营养应以清淡、易消化的食物为主,应尽量少食多餐,多吃蔬菜、水果、鸡肉、鱼肉等食物,避免食用辣椒、生葱、生蒜、胡椒、烈性酒等生冷、刺激性食物。

避免摄入咖啡因:咖啡因可使女性神经紧张、加重痛经的症状。患有痛经的女性应尽量少食含有咖啡因的食物,如咖啡、茶、巧克力等。

经期避免过劳:经期避免参加过重体力劳动和剧烈的体育活动。

注意经期卫生:保持外阴部清洁,预防感染。注意保暖,避免受凉。保证足够的睡眠,生活有规律,可消除恐惧焦虑和各种心理负担。

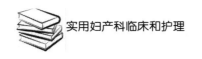

6.4　经前期综合征

经前期综合征(PMS)是指在月经前,周期性发生的影响妇女日常生活和工作、涉及躯体精神及行为的症候群,月经来潮后,症状自然消失。伴有严重情绪不稳定的经前期综合征称为经前焦虑性障碍。80% 的 PMS 发生在生育年龄的妇女,发病率为 2.5% ~5% 。

6.4.1　病因及发病机制

PMS 的病因尚不清楚,推测与环境压力、个人的精神心理特征、中枢神经递质与卵巢类固醇激素的相互作用以及前列腺素水平的变化有关。

(1)脑神经递质学说

研究发现,一些与应激反应及控制情感有关的神经递质如 5 - 羟色胺、阿片肽、单胺类等在月经周期中对性激素的变化敏感。

(2)卵巢激素学说

PMS 症状与月经周期黄体期黄体酮的撤退变化相平行,因而认为中、晚黄体期,黄体酮水平的下降或雌/孕激素比值的改变可能诱发 PMS。但近年的研究并未发现 PMS 患者卵巢激素的产生与代谢存在异常。

(3)精神社会因素

临床上 PMS 患者对安慰剂的治愈反应高达 30% ~50% ,接受精神心理治疗者也有较好疗效,表明患者精神心理因素与 PMS 的发生有关。

(4)前列腺素作用

前列腺素可影响钠潴留、精神行为、体温调节及许多 PMS 的有关症状,前列腺素合成抑制药能改善 PMS 躯体症状,但对精神症状的影响尚不肯定。

(5)维生素 B_6 缺乏

维生素 B_6 是合成多巴胺和 5 - 羟色胺的辅酶,对减轻抑郁症状有效。

6.4.2　临床表现

典型 PMS 症状出现于经前 1 ~2 周,逐渐加重,至月经前 2 ~3 日最为严重,月经来潮后迅速减轻直至消失,有周期性和自止性的特点。多见于 25 ~45 岁妇女,主要表现为周期性出现的易怒、抑郁和疲劳,伴有腹部胀满、四肢水肿、乳房触痛。主要症状

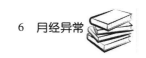

有三方面。

（1）精神症状

可有焦虑型和抑郁型两种类型,表现为:易怒、焦虑、抑郁、情绪不稳定、疲乏以及饮食、睡眠、性欲改变。

（2）生理症状

主要表现为:头痛、乳房胀痛、腹部胀满、肢体水肿、体重增加、运动协调功能减退。

（3）行为改变

主要表现为:思想不集中,工作效率低,意外事故倾向,易有犯罪行为或自杀意图。

6.4.3　治疗

先采用心理疏导及饮食治疗,若无效可给予药物治疗。

（1）心理疏导

帮助患者调整心理状态,保持良好的精神状态,认识疾病并建立勇气及自信心,可以缓解一部分人的病情。

（2）饮食治疗

选择高糖类低蛋白饮食,限制盐及咖啡的摄入量,补充维生素 E、维生素 B_6 和微量元素镁。

（3）药物治疗

以解除症状为主,如利尿、镇静、镇痛等。常用药物有镇静药(艾司唑仑)、抗抑郁药(氟西汀)、利尿药(螺内酯)、激素(孕激素)、溴隐亭及维生素 B_6。

6.4.4　护理

6.4.4.1　护理评估

一般资料评估:询问患者既往生理、心理方面的疾病史,既往妇科、产科等病史,排除精神痛及心、肝、肾等疾病引起的水肿。

身体评估:了解患者经前是否有乳房胀痛不适、水肿、体重增加、腹胀、疲劳、腰背疼痛、头痛等经前期综合征的症状。

心理社会评估:PMS 的发生、发展与心理社会因素有着密切联系,经历较多负性心理应激和较少的社会支持,PMS 妇女心理健康状况较差,并存在着一定的人格缺陷,即情绪不稳定、不良个性和适应不良性应付方式。

6.4.4.2　护理问题

焦虑与对疾病的担心有关。

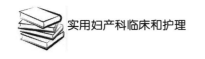

体液过多与体内激素失调有关。

6.4.4.3　护理措施

（1）心理护理

月经期的疼痛或羞耻感使得一些妇女对月经出血异常反感,由此产生的恐惧、担心、害怕心理,又增加了她们对经前主诉和适应不良性逃避习性的易感性。这是由于这些妇女把月经看成是一种持久的反复发作的不良事件有关。实际上,PMS 患者的多数症状是其固有心理特征的表现,是她们不能有效地适应环境和控制自我的表现。

（2）疾病护理

①心理指导:配合医师指导患者进行应付技巧训练、生物反馈、放松训练及合理化情绪疗法等。采取积极的社会心理干预措施,有效开展 PMS 妇女心理咨询及其干预,提高 PMS 妇女生活及其生存质量,心理健康。

②饮食指导:减少盐、糖、酒精和咖啡因的摄入,增加糖类的摄入。在黄体后期给予糖类与低蛋白质饮食,可改善抑郁、紧张、易怒、悲伤、全身乏力、敏感及迟钝症状。

③活动指导:进行有氧运动,例如舞蹈、慢跑、游泳等。有氧运动可致内啡肽增高,可能改善。

④药物指导:遵医嘱指导患者正确使用药物。

6.4.4.4　健康教育

向患者和家属讲解可能造成经前期综合征的原因、识别诱发因素和目前处理施,指导患者记录月经周期,帮助患者获得家人的支持,增加女性自我控制的能力。

6.5　围绝经期综合征

围绝经期是指妇女自生殖年龄过渡到无生殖年龄的生命阶段,包括从出现与绝经有关的内分泌、生物学相临床特征起,至最后 1 次月经后 1 年。绝经综合征(MPS)是指妇女绝经前后出现性激素波动或减少所致的一系列躯体及心理症状。是每一个妇女生命进程中必然发生的生理过程。

绝经可分为自然绝经和人工绝经两种。自然绝经是由于卵巢卵泡活动的丧失引起月经永久停止,无明显病理或其他生理原因。实践中将 40 岁或以后自然绝经归为生理性,40 岁以前月经自动停止为过早绝经,视为病理性。人工绝经是指手术切除双侧卵巢(切除或保留子宫)或因其他方法停止卵巢功能(如化学治疗或放射治疗)。单独切除子宫而保留一侧或双侧卵巢者,不作为人工绝经,判断绝经,主要根据临床表现和激素的测定。人工绝经较自然绝经更易发生围绝经期综合征。

6.5.1　病因及发病机制

绝经年龄的早晚与卵泡的储备数量、卵泡消耗量、营养、地区、环境、吸烟等因素有关,而与教育程度、体形、初潮年龄、妊娠次数、末次妊娠年龄、长期服用避孕药等因素无关。

6.5.1.1　内分泌因素

卵巢功能减退,血中雌-孕激素水平降低,使正常的下丘脑-垂体-卵巢轴之间平衡失调,影响了自主神经中枢及其支配下的各脏器功能,从而出现一系列自主神经功能失调的症状。在卵巢切除或放疗后雌激素急剧下降,症状更为明显,而雌激素补充后可迅速改善。

6.5.1.2　种族、遗传因素

个体人格特征、神经类型,以及职业、文化水平均与绝经期综合征的发病及症状严重程度可能有关。围绝经期综合征患者大多神经类型不稳定,且有精神压抑或精神上受过较强烈刺激的病史。另外,经常从事体力劳动的人发生围绝经期综合征的较少,即使发生症状也较轻,消退较快。

6.5.2　临床表现

约2/3的围绝经期妇女出现临床症状。

6.5.2.1　月经紊乱

月经周期改变是围绝经期出现最早的临床症状,多数妇女经历不同类型和时期的月经改变后,逐渐进入闭经,而少数妇女可能突然绝经。月经改变的形式取决于卵巢功能的变化。

6.5.2.2　血管舒缩症状

主要表现为潮热、出汗,是围绝经期最常见且典型的症状。约3/4的自然绝经或人工绝经妇女可出现。患者感到起自胸部的,向颈,及面部扩散的阵阵上涌的热浪,同时上述部位皮肤有弥散性或片状发红,伴有出汗,汗后又有畏寒。持续时间短者30s,长则5min,一般潮红与潮热同时出现,多在凌晨乍醒时、黄昏或夜间,活动进食、穿衣、盖被过多等热量增加的情况下或情绪激动时容易发作,影响情绪、工作、睡眠,患者感

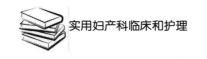

到异常痛苦。此种血管舒缩症状可历时 1 年,有时长达 5 年或更长。自然绝经者潮热发生率超过 50% ,人工绝经者发生率更高。

6.5.2.3 精神神经症状

焦虑、抑郁、多疑、缺乏自信、注意力难以集中、烦躁易怒、恐怖感均可发生于围绝经期女性。围绝经期是抑郁症高发的一个时期,卵巢激素低落是造成这一现象的主要原因,社会经济状况、家庭生活和自身健康状况也对这些心理症状产生了重要影响。

6.5.2.4 心血管系统症状

一些绝经后妇女血压升高或血压波动;心悸时心率不快,心律失常,常为期前收缩,心电图表现为房性期前收缩,或伴有轻度供血不足的表现。绝经后妇女冠心病发生率及心肌梗死的病死率也随年龄增长而增加。

6.5.2.5 泌尿生殖系统症状

重要表现为泌尿生殖道萎缩,外阴瘙痒、阴道干燥疼痛、性交困难,子宫脱垂;膀胱、直肠膨出;排尿困难,尿急,压力性尿失禁,反复发作的尿路感染。

6.5.2.6 骨质疏松

妇女从围绝经期开始,骨质吸收速度大于骨质生成,促使骨质丢失而骨质疏松。骨质疏松出现在绝经后 9 ~ 13 年,约 1/4 的绝经后妇女患有骨质疏松。患者主诉为不同程度、不同部位的骨骼和关节疼痛,常伴有腰腿乏力、下肢抽筋,翻身、行走、弯腰、下蹲等活动受到限制或困难。骨质疏松严重时,反复发生骨折,甚至轻微外力即可导致骨折,出现剧烈骨痛和肢体活动受限。

6.5.2.7 皮肤和毛发的变化

皮肤皱纹增多,毛发脱落,面部和手臂色素沉着;上皮菲薄,皮肤干燥、瘙痒,易受损伤。

6.5.3 辅助检查

促卵泡激素(FSH)测定、LH、Ez,绝经过渡期 FSH > IOU/L,提示卵巢储备功能下降,FSH >40U/L 提示卵巢功能衰竭。

B 型超声检查,排除子宫、卵巢肿瘤,了解子宫内膜厚度。

影像学检查,测定骨密度等,确诊有无骨质疏松。

子宫内膜病理检查,除外子宫内膜肿瘤。

6.5.4　治疗

2/3 的围绝经期妇女出现症候群,但由于精神状态、生活环境各不相同,其轻重差异很大,有些妇女不需任何治疗,有些只需要一般性治疗,就能使症状消失,少数妇女需要激素替代治疗才能控制症状。

6.5.4.1　一般治疗

围绝经期精神症状可因神经类型不稳定或精神状态不健全而加剧,故应进行心理治疗。心理治疗是围绝经期治疗的重要组成部分,它使围绝经期妇女了解围绝经期是自然的生理过程,以积极的心态适应这一变化。必要时可辅助使用适量的镇静药以助睡眠,谷维素调节自主神经功能,治疗潮热症状。为预防骨质疏松,应坚持体育锻炼,增加日晒时间,饮食注意摄取足量蛋白质及含钙丰富食物,并补充钙剂。

6.5.4.2　激素替代治疗(HRT)

绝经综合征主要是卵巢功能衰退,雌激素减少引起,HRT 是为解决这一问题而采取的临床医疗措施。在有适应证,无禁忌证的情况下科学、合理、规范的用药并定期监测。

6.5.5　护理

6.5.5.1　护理评估

一般资料评估:详细询问并记录病史,包括月经史、生育史、肝病、高血压、其他内分泌腺体疾病等。了解患者的年龄职业和文化程度等;了解患者的家庭状况,如患者在家庭中的地位,家庭成员关系及经济收入等。

身体评估:进行全身状况韵体格检查,包括精神状态、贫血程度、出血倾向、高血压程度及症状、肺部及泌尿系统检查,皮肤、毛发改变,乳房萎缩、下垂等。

心理评估:患者的心态千差万别,复杂多变,通过观察了解呼吸病情,掌握患者的心理需要,满足其合理部分,对不合理部分予以正确引导。

6.5.5.2　护理问题

自我形象紊乱:与围绝经期综合征的症状有关。

有感染的危险:与围绝经期内分泌及局部组织结构改变,抵抗力下降有关。

焦虑与内分泌改变引起的精神神经症状有关。

6.5.5.3　护理措施

提供精神心理支持解除患者的思想顾虑。向患者讲解清楚更年期是一个生理现

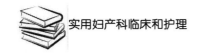

象,更年期综合征是一过性的病理现象,经过一段时期,通过神经内分泌的自我调节,达到新的平衡,症状就会消失。应与患者建立良好的护患关系,倾听他们的诉说,并给予充分的理解和支持。同时向周围人特别是家属讲解更年期综合征的有关知识,对患者出现的不良情绪应予谅解,避免冲突,帮助患者安全度过更年期。

7 妇科手术

7.1 术前准备及围手术期处理

7.1.1 术前准备

在实施妇科手术前手术人员、患者及家属均要做好一系列术前准备。

7.1.1.1 思想准备

医务人员思想准备:医务人员必须认真了解患者的精神状态、对治疗疾病的信心。同时医务人员必须掌握该患者的手术适应证,准备工作应充分,对手术范围、手术难度、手术可能发生的情况等都要有充分的了解和估计。

患者及家属的思想准备:患者对要做手术都有顾虑和恐惧心理,医务人员必须针对其思想情况做必要的解释,消除其顾虑、使其充满信心而积极配合医务人员。

术前医患双方须充分沟通,签署手术知情同意书。

7.1.1.2 手术前常规化验

术前必做:血、尿常规、出、凝血功能及相关检查、肝、肾功能、血型、HBsAg 试验,抗 HCV,梅毒相关检测(RPR 检查),抗 HIV 抗体检测,心电图,胸片。酌情加做:老年患者加测血糖、血脂、电解质等。

有条件时:根据病情可测定心、肺功能、全套生化检查及凝血各项化验。

急诊时可根据病人的病情对一些马上不能出结果的化验先留取标本,在抢救之后应及时查对化验结果。

7.1.1.3 其他辅助检查

根据病情需要,可作消化道、泌尿系统等全身检查。

7.1.1.4 术前阴道准备

术前 3 日 3% 碘附或 1% 新洁尔灭冲洗阴道,每天一次,手术当日,冲洗阴道后,

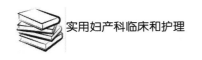

75%酒精、碘酒或3碘附消毒宫颈,用纱布球擦干阴道黏膜及宫颈,然后涂以1%甲紫,留置导尿管。

7.1.1.5 术前常规肠道准备

一般行附件切除、子宫切除、腹腔镜手术,术前一日行肥皂水灌肠一次。

如需行广泛子宫切除术、卵巢癌肿瘤细胞减灭术等需作清洁灌肠。

若疑宫外孕者,手术前禁止灌肠。

7.1.1.6 术前特殊肠道准备

凡盆腔粘连多,手术时有损伤肠道可能或疑肿瘤转移者,手术前应作肠道准备。

术前1~2日进流质饮食,或无渣半流质饮食。

术前3日口服肠道抑菌药物,常用药物为:卡那霉素1g,口服,每日2次;甲硝唑0.4g,口服,每日3次;及维生素K44mg,口服,每日3次,共3日。

术前晚及术日晨清洁灌肠。

7.1.1.7 术前皮肤准备

腹部手术:腹部剃毛从剑突下水平直至肋骨联合上缘,两侧至腋前线阴毛剃净。

会阴部手术:剃毛范围包括整个外阴部、肛门部及双大腿上半部。

7.1.1.8 术前其他准备

手术日晨禁食水。

护送患者去手术室前,必须仔细核对姓名、床号,以免错误,贵重物件应交值班护理人员保管,取下非固定假牙。

凡感染性疾病术前需准备培养管,以便术中采样作细菌培养及药敏,作为手术后用药参考。

估计手术时需作冰冻切片者应先与病理科联系,作好进行冰冻切片准备。

术前应先请麻醉科会诊,决定麻醉方式。

7.1.1.9 术前签字

每例手术术前均应向病人仔细交代病情、目前诊断、医生将要采取的何种诊断治疗手段、手术范围、将要切除的器官及理由、器官切除后产生的影响、患者预后。并认真填写患者手术同意单,於术前签字。

7.1.2 手术后处理

手术完毕患者由麻醉科医师护送回病室,并向值班护士交代手术过程及护理注意

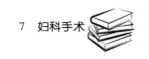

事项。

术后密切观察患者病情,注意血压、脉搏、呼吸和一般情况的变化。术后测量血压,半小时一次,至少 6 次,并记录。在手术创面大、渗血多或合并心脏病者,则应延长测量血压的时间。必要时应进入 ICU 进行监护。

手术后为减轻伤口疼痛,可给予镇静剂或止痛剂。

术后输液:根据手术后患者全身情况、肠功能的恢复及饮食情况等决定是否需补液、补液内容及补液量等。

饮食:小手术或非腹部手术,手术时间短,麻醉反应不大者,术后可随患者需要给流质、半流质或普食。全子宫切除或其他大手术的饮食:手术当日禁食,第二日可给予流质,待胃肠功能恢复,肛门自动排气后,可给半流质,排便后改普食。

术后呕吐、腹胀:手术后短期呕吐,常是麻醉反应引起,可给阿托品 0.5mg 肌注,或甲氧氯普氨(灭吐灵)10mg 肌注或枢丹 4mg。一般患者在手术后 48h 内可自行排气。若 48h 后仍无自动排气,反而腹胀较剧,则应除外粘连引起的肠梗阻或麻醉性肠梗阻。除外上述情况后,可给腹部热敷。肌注新斯的明 0.5～1mg,放置肛管排气,温肥皂水灌肠等。

放置胃、肠减压管者的处理:应注意减压管是否通畅,引流液的色泽、量、性质等,并记录之,以便调整补液量。

放置引流管的处理:放置腹部或阴道引流管者,注意引流液的量、色泽、性质等,并记录之。一般在 24～72h 取出,如排液多,可适当延长留置的时间。

起床活动:术后患者能自行排尿后,即应鼓励患者起床活动,根据患者全身情况逐渐增加活动量。早日起床活动有利于肠蠕动的恢复,增进食欲,减少肺部并发症。老年患者,特别是全身麻醉后,或有慢性支气管炎、肺气肿等,应协助定期翻身,鼓励咳嗽,有利于防止肺部感染或促进炎症的消退。

7.2 外阴手术

7.2.1 前庭大腺囊肿手术

7.2.1.1 前庭大腺囊肿造口术

(1)适应证

前庭大腺囊肿,切开后反复发作者,高龄。

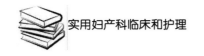

（2）麻醉方法

采用局部麻醉或阴部神经阻滞麻醉或骶管麻醉。

（3）操作方法及程序

①切开：在小阴唇内侧中下方与处女膜之间的皮肤黏膜交界处作一纵切口，依次切开皮肤黏膜及囊肿壁，切口大小依据囊肿大小而定。

②排出囊液：囊壁切开后，使囊液充分外流，生理盐水冲洗囊腔。

③缝合：用丝线或可吸收线将囊壁切口边缘与周围皮肤黏膜做外翻缝合。

④放置引流条：根据情况决定囊腔内是否放置引流条。

（4）注意事项

①囊腔内引流条放置时间依据病情而定

②根据病情选用抗生素及决定坐浴情况。

③切口采用丝线缝合者，术后 4～7 日拆线。

④术后并发症：造口失败，囊肿重新形成。

7.2.1.2　前庭大腺囊中切除术

（1）适应证

前庭大腺囊肿切开手术后反复发作者；高龄女性。

（2）禁忌证

前庭大腺囊肿急性炎症期或脓肿形成期。

（3）麻醉方法

采用局部麻醉或阴部神经阻滞麻醉或骶管麻醉。

（4）操作方法及程序

①切开：在小阴唇内侧中下方与处女膜之间的皮肤黏膜交界处作一纵切口，切开皮肤黏膜达囊肿壁，注意不切破囊壁，切口大小依据囊肿大小而定。

②剥离及切除囊肿：分离囊壁与其周围的正常组织，由浅入深，直至囊肿底部，在囊肿底部，用血管钳钳夹、切断、结扎，切下囊肿。

③缝合：用丝线或可吸收线缝合囊肿腔，关闭囊腔。根据情况决定囊腔内是否放置引流条。最后缝合皮肤。

（5）注意事项

①若囊腔内放置引流条，则引流条放置时间依据病情而定。

②根据病情选用抗生素及坐浴。

③皮肤切口采用丝线缝合者，术后 4～7 日拆线。

④手术并发症:血肿形成。

7.2.2　前庭大腺脓肿切开术

（1）适应证

前庭大腺脓肿。

（2）禁忌证

前庭大腺急性炎症尚未形成脓肿者。

（3）麻醉方法

采用局部麻醉或阴部神经阻滞麻醉或骶管麻醉。

（4）操作方法及程序

手术方法基本同前庭大腺囊肿造口术,只是最后不缝合。

①切开:在小阴唇内侧中下方与处女膜之间的皮肤黏膜交界处作一纵切口,依次切开皮肤黏膜及脓肿壁,切口大小依据囊肿大小而定。

②排出脓液:脓壁切开后,使脓液充分外流,生理盐水冲洗脓腔。

③放置引流条:脓腔内放置引流条。

（5）注意事项

①脓腔内引流条放置时间依据病情而定。

②根据病情选用抗生素及决定坐浴情况。

7.2.3　小阴唇粘连分解术

（1）适应证

小阴唇粘连。

（2）麻醉方法

局部可采用表面浸润麻醉或局部麻醉。

（3）操作方法及程序

①手分离:用手分别放在小阴唇两侧,向两侧轻轻牵拉分离,粘连轻者,手分离即可成功。

②钳分离:手分离失败者,采用钳分离,可用小血管钳插入粘连小阴唇的上方或下方的小孔中,轻轻向两侧做钝性分离,一般情况下,钳分离可获成功。

③刀分离:对钳分离失败者,采用刀分离,用尖刀刃自粘连中线分离。

（4）注意事项

①术后小阴唇内侧面涂具有消炎、润滑作用的药物,防止再次粘连。

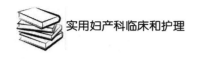

②术后根据情况决定是否每日局部擦洗或坐浴。

7.2.4 外阴单纯肿物切除术

7.2.4.1 适应证

外阴良性肿瘤,如纤维瘤、脂肪瘤、乳头状瘤等。

外阴反复发作的毛囊炎、皮赘等良性肿物。

7.2.4.2 麻醉方法

局部麻醉。

7.2.4.3 操作方法及程序

外阴肿物的手术因有蒂、无蒂而不同。

对有蒂之肿物:在蒂周围注射局部用麻醉药物,梭形切开蒂之根部周围的皮肤,分离蒂根,血管钳钳夹蒂之根部,切除肿物,缝扎蒂部,最后缝合皮肤。

对无蒂之肿物:无蒂肿物多为肿瘤。在肿瘤表面及周围注射局部用麻醉药物,在肿瘤表面做一切口,牵拉皮肤,分离肿瘤,将肿瘤完全剥离。缝合肿物之腔隙,关闭腔隙。最后缝合皮肤。

7.2.4.4 注意事项

术后根据情况换药或坐浴。

根据病情选择抗生素。

7.2.5 外阴血肿手术

7.2.5.1 适应证

外阴血肿 >5cm 或血肿 <5cm,但经保守治疗不能吸收者;

血肿在保守治疗期间继续增大;

血肿伴发感染者。

7.2.5.2 麻醉方法

采用局部麻醉或阴部神经阻滞麻醉或骶管麻醉。

7.2.5.3 操作方法及程序

切口:在血肿最突出之波动处,做纵切口,直达血肿腔,根据血肿大小决定切口大小。

清除凝血块:将血肿腔内凝血块全部清除,仔细检查有无活动性出血点,若有活动性出血,需结扎止血或缝合止血,生理盐水冲洗血肿腔。

关闭血肿腔:可吸收线或细丝线间断或荷包缝合血肿腔,关闭血肿腔。血肿腔大或有渗血者可放置引流条。

缝合切口。无菌敷料覆盖,根据情况选用丁字带加压固定。

7.2.5.4　注意事项

术后注意局部清洁,术后 3～5 日切口拆线;

对有感染者不关闭血肿腔,不缝合切口,放置引流条,开放引流,术后换药,根据情况决定是否坐浴。

根据情况选用抗生素预防感染。

7.2.6　阴蒂缩小复位术

7.2.6.1　适应证

各种性发育异常疾病所致阴蒂肥大,社会性别为女性或患者希望为女性。

7.2.6.2　禁忌证

同一般手术之禁忌证。

7.2.6.3　操作方法及程序

以含 1% 肾上腺素的生理盐水注入阴蒂背部皮肤,使皮下组织与阴蒂海绵体分离。

延阴蒂背部正中切开皮肤,自周围皮下将神经小心分离,保持血管神经与阴蒂头相连。

分离阴蒂背侧的阴茎背动脉。

分离阴蒂腹侧血管和神经,保持血管神经与阴蒂头相连。

将阴蒂背侧和腹侧的两束供应阴蒂头的血管和神经游离,保持其与阴蒂头和阴蒂根部的连接,将肥大的阴蒂海绵体完整解剖。

自冠状沟至耻骨联合前方海绵体分叉处切除阴蒂海绵体。

将带血管神经的阴蒂头缝合在耻骨联合骨膜上。

将多余的皮片做成小阴唇。

7.2.6.4　注意事项及并发症

一般手术和麻醉的各种意外情况均可能出现。

注意尿道走行。如果外阴畸形较重,尿道开口于阴蒂头或为尿道下裂型,应进行

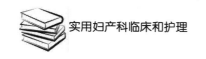

尿道改道手术,必要时请泌尿科医生共同手术。

手术可能失败,复位的阴蒂头可能不成活而坏死。

阴部血供极为丰富,术后可能渗血较多,应予压迫止血。

手术过程可能阻断了淋巴和静脉回流,在侧支循环建立之前可能有外阴水肿等,必要时可行饱和硫酸镁外阴湿热敷。

7.3 会阴及阴道手术

7.3.1 无孔处女膜切开术

7.3.1.1 适应证

青春期少女出现周期性下腹痛或阴部胀感,检查发现下腹部肿块,处女膜无孔,肛查有向直肠方向后压的肿物,有压痛;有时两侧小阴唇间可见外突而呈紫蓝色的处女膜膨出。B超显示阴道内及宫腔内有积血,被扩张呈葫芦状,应及时做处女膜切开手术。

7.3.1.2 禁忌证

未明确诊断前、幼儿期解剖结构尚未发育完善前不盲目手术。

7.3.1.3 操作方法及程序

在静脉麻醉或局麻下进行。

常规消毒外阴。

术前排尿,如有困难时,需导尿。

取膀胱截石位,分开阴唇,在处女膜最膨出部做"X"形切开,达处女膜环(必要时先用粗针穿刺处女膜最膨出部,抽出褐色积血后再行切开)。

排尽阴道内积血,常规探查宫颈是否正常,必要时以小号宫颈扩张棒扩张宫口,以利宫腔积血引流。但不宜进一步探查宫腔,以免引起上行性感染。

修剪处女膜切口呈圆形,用2~0号可吸收线间断缝合粗糙面,以止血。

7.3.1.4 注意事项及并发症

如处女膜较厚,可插入导尿管和用食指在肛门指示,防止损伤尿道和直肠。

术中不做双合诊。

术后半卧位,保留尿管 24 小时。次日即可下地活动,以利积血外流

给以抗生素,保持外阴清洁,预防感染。

术后一个月 B 超复查有无子宫或输卵管积血。

7.3.2　阴道成形术

7.3.2.1　阴道闭锁

尿生殖窦未参与形成阴道下段,阴道中下段被纤维组织代替。闭锁段厚约 2cm 以上,其上为正常阴道。临床症状与处女膜闭锁相似,检查无阴道开口,但闭锁处黏膜表面色泽正常,亦不向外膨出,肛查可及向直肠突出阴道积血包块,位置较处女膜闭锁者高。

(1)适应证

往往在发生阴道中上段和子宫积血时才被诊断,一经诊断立即手术。

(2)禁忌证

同无孔处女膜切开术。

7.3.2.2　先天无阴道

原发闭经或婚后性交不成,检查无阴道开口,仅有一凹陷。为解决婚后性生活多需手术治疗。

术前应做全身系统,以及盆腔 B 超、激素测定、染色体检查,必要时行腹腔镜检查,了解有无子宫及发育程度、卵巢功能、有无泌尿系统的畸形、是否两性畸形等。

根据畸形的程度、制定手术方式及手术时间:如有正常行经的子宫,应在青春中晚期及时手术,将宫颈置于成形的阴道顶端。避免或及早解决宫腔积血。无子宫或仅有始基子宫者,为解决性生活需做人工阴道手术,一般于结婚前 6 个月进行。如为 46XY 者,除人工阴道手术外,应将男性性腺切除以防恶变。

7.3.3　阴道囊肿切除术

7.3.3.1　适应证

阴道壁囊肿一般不大,多无症状,常在妇科检查时发现。较大囊肿如有阴道阻塞感,或影响性生活或分娩时,可行囊肿剥除术。常见有中肾管、副中肾管囊肿,位于阴道两侧、单房、壁薄。包涵囊肿发生于阴道分娩、手术或损伤后,鳞状上皮被包埋形成囊肿,多位于阴道下段后壁或侧壁。

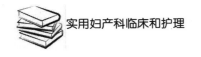

7.3.3.2 禁忌证

月经期。

阴道急、慢性炎症。

7.3.3.3 操作方法及程序

麻醉：根据手术时间可选择腰麻、局麻、静脉麻醉或连续硬膜外麻醉。

膀胱截石位，消毒外阴、阴道。

在肿物表面做一梭形切口，剥离表面黏膜至肿物根部，在基底部钳夹、切下、结扎。

如囊肿位置较深，术野不易暴露，难以达到肿物根部，可将大部分切除，结扎缝合根部。

用2～0号可吸收线间断缝合剥离腔内间隙，封闭囊腔，然后缝合切口。

7.3.3.4 注意事项及并发症

选择在月经刚干净时施行。

注意避免损伤膀胱、尿道及直肠。

囊腔较大时，可放置引流条。

妊娠时发现阴道囊肿，可在分娩前穿刺抽液，分娩后再酌情手术。

7.3.4 阴道裂伤修补术

阴道裂伤修补术分为新鲜阴道裂伤修补术及陈旧阴道裂伤修补术。新鲜裂伤修补术见软产道裂伤修补术。

7.3.4.1 适应证

粗暴性交导致的阴道损伤。

外伤所致的阴道裂伤，即器具、物体直接插入阴道造成的裂伤。

药物腐蚀导致阴道裂伤。

产伤所致阴道裂伤。

7.3.4.2 操作方法及程序

性交所致阴道裂伤：常发生于后穹窿处。对于裂口较浅、无活动性出血者可非手术治疗，用纱布条填塞压迫止血并预防感染。凡有活动性出血应及时用肠线缝合。裂伤较深时可用手触摸裂伤处进行深部缝扎，但应注意不要穿透直肠。对于个别腹膜后血肿或腹腔内出血患者须行开腹修补。

外伤：若仅为阴道黏膜的创伤，局部渗血，可用纱布条填塞压迫止血并预 防感染。

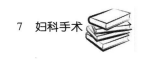

若合并有膀胱或直肠的穿孔应同时进行膀胱和直肠的修补。

7.3.4.3 注意事项及并发症

外伤所致阴道裂伤修补术后注射破伤风抗毒素。

7.3.5 阴道前壁修补术

7.3.5.1 适应证

有自觉症状的Ⅱ度、Ⅲ度阴道前壁膨出的患者。

7.3.5.2 禁忌证

患有其他慢性疾病不宜手术者。

7.3.5.3 操作方法及程序

取膀胱截石位,外阴、阴道常规消毒,铺巾。用丝线将两侧小阴唇外展缝合分别固定于大阴唇外侧皮肤上,以充分暴露术野。

切开阴道黏膜:用单叶阴道拉钩放置阴道后壁上,暴露宫颈。用宫颈钳向下牵拉宫颈前唇,以金属导尿管探测膀胱附着宫颈处,在其下方 0.3~0.5cm 的阴道壁上做一横切口,深达阴道黏膜下层。

分离阴道黏膜膀胱间隙:用弯剪刀初步在阴道黏膜与膀胱间分出一间隙,将剪刀弯面朝上,插入间隙内,剪刀一张一合撑开阴道膀胱间隙。

切开阴道黏膜:行倒 T 形切开阴道黏膜,上至尿道横沟。

分离两侧阴道黏膜与膀胱:用有齿钳夹持阴道黏膜切缘,用刀柄和手指向内上方向分离两侧阴道黏膜与膀胱之间的结缔组织,以便将膨出膀胱游离。

分离膀胱:在膀胱附着宫颈的最低处,用弯剪刀剪开该处结缔组织而使膀胱自宫颈部分离,然后用手或刀柄将膀胱继续推上至阴道切线的上部。

修复膨出膀胱:用 0 号或 1 号可吸收线由内向外做 1~3 圈荷包缝合膀胱表层筋膜,以整复膨出的膀胱。

缝合膀胱外筋膜:膀胱重度膨出者可先游离膀胱外筋膜,再用 0 号或 1 号可吸收线间断褥式重叠缝合膀胱外筋膜,入针及出针在分离的两叶根部,加固膀胱筋膜。

缝合阴道黏膜:切除过剩的阴道黏膜,用 0 号或 1 号可吸收线间断或连续锁扣缝合阴道黏膜。

7.3.5.4 注意事项及并发症

阴道前壁脱垂患者常合并有子宫脱垂,一般宫颈已变长或阴道黏膜和黏膜下结缔

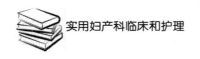

组织充血,膀胱附着宫颈处常难于识别,故可用金属导尿管先探及膀胱附着宫颈处,以确定切开阴道黏膜的位置。

阴道黏膜不宜修剪太多,否则可能影响伤口愈合和阴道腔狭窄。

术后保留尿管 5d,注意会阴清洁,防止局部感染。

术前排除宫颈恶性疾患。

7.4 宫颈手术

7.4.1 宫颈激光、微波、电熨术

7.4.1.1 适应证

宫颈慢性炎症经药物治疗无效。

宫颈轻度、中度上皮内瘤变。

宫颈湿疣。

7.4.1.2 禁忌证

宫颈和阴道急性炎症。

宫颈重度上皮内瘤变及宫颈浸润癌。

7.4.1.3 操作方法及程序

患者取膀胱截石位,消毒外阴、阴道。

暴露宫颈,碘试验或阴道镜检查,明确病变范围,用激光、电刀或微波处理 宫颈表面病变组织,使其气化、变性。

局部消毒,必要时压迫止血,术毕。

7.4.1.4 并发症

宫颈阴道急性炎症。

宫颈出血。

宫颈粘连。

7.4.1.5 注意事项

一般选择月经干净后 3~7d 施术。

术前须行宫颈细胞涂片及(或)宫颈活检,明确宫颈病变性质。

术后给予抗炎、对症处理,定期进行阴道检查,追访宫颈愈合情况。

术后禁盆浴与房事,直至宫颈创面完全愈合。

7.4.2　宫颈锥形切除术

7.4.2.1　适应证

宫颈细胞学异常,而宫颈多点活检、宫颈管搔刮、诊断性刮宫均无阳性发现。

宫颈早期癌变,但不能确定肿瘤浸润程度,行锥形切除明确病变深度及范围。

宫颈癌前病变的治疗。

7.4.2.2　操作方法及程序

患者排空膀胱,取膀胱截石位,常规消毒铺巾,导尿。

可采用基础麻醉、腰麻或连续硬膜外麻醉。

暴露宫颈,复方碘溶液涂抹宫颈,切除范围应包括碘不着色区域。

与宫颈3°、9°各缝一牵引线,由助手向外牵拉宫颈,于碘不着色区域外0.5cm做一环行切口,呈锥形切除宫颈,锥形顶端斜向宫颈管内口方向,锥高一般2~2.5cm,包括整个转化区、全部鳞柱交界及宫颈管下段。

将切除标本按时钟方位标记、固定。

宫颈创面做成形缝合。

7.4.2.3　注意事项

手术宜于月经干净后1周内进行。

手术尽可能用冷刀进行,电刀、激光、微波等均可将标本切缘破坏。

锥切后如立即行子宫切除术,手术应在锥切后24~48h进行。

7.4.2.4　并发症

宫颈粘连、宫颈管粘连。

宫颈出血:可压迫出血。

感染。

7.4.3　宫颈扩张术

7.4.3.1　适应证

原发性宫颈狭窄、粘连。

继发性宫颈狭窄、粘连。

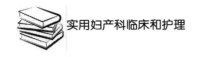

为宫腔手术或后装放射治疗做准备。

7.4.3.2 禁忌证

宫颈或阴道急性炎症期。

可疑宫颈恶性肿瘤。

7.4.3.3 麻醉方法

一般无须麻醉,必要时可选择宫颈阻滞麻醉或静脉麻醉。

7.4.3.4 操作方法及程序

常规消毒外阴、阴道。

放置阴道窥器,暴露宫颈,消毒阴道、宫颈和宫颈管,钳夹宫颈前唇并向外牵拉,纠正子宫屈曲位至水平位,用探针仔细探查宫颈管方向及深度,探针通过子宫内口后,取出探针,改用宫颈扩张器扩张宫颈管。

术者持笔式持握扩张器,将扩张器轻柔地送入宫颈,至宫颈管内口 1~2cm。扩张器起始大小根据患者宫颈容受程度决定,一般由 2~4 号开始,按顺序逐步扩张至 7~8 号;宫颈较紧、弹性差时,可延长扩张器停留时间,不可急躁,以免导致宫颈裂伤。

术毕取出扩张器,消毒宫颈,取出窥器。

7.4.3.5 注意事项

注意外阴阴道清洁,禁止盆浴。

酌情使用抗生素。

术后适当休息,禁止性生活至下次月经来潮之后。

月经来潮后复诊,评价手术疗效。

7.4.3.6 并发症

宫颈裂伤。

宫颈出血。

感染:子宫内膜炎、盆腔炎。

再次宫颈粘连、狭窄,须再次手术。术后放置带尾丝的宫内节育器,可预防术后再次粘连。

7.4.4 宫颈裂伤修补术

7.4.4.1 适应证

新近发生的宫颈撕裂伤,尤其是宫颈出血者。

陈旧宫颈裂伤导致习惯性流产、宫颈功能不全、宫颈外翻、宫颈炎久治不愈者。

7.4.4.2 禁忌证

宫颈、阴道急性炎症。

7.4.4.3 操作方法及程序

局部阻滞麻醉或硬膜外麻醉、腰麻或静脉全身麻醉。

患者取膀胱截石位,常规消毒会阴、阴道,导尿,暴露宫颈。

牵拉宫颈,明确裂伤位置,探查宫腔,必要时扩张宫颈管。

沿裂伤的边缘切除陈旧瘢痕组织达裂伤顶端,制造新鲜创面,用可吸收缝合线贯穿缝合宫颈全层,形成新的宫颈管。

探查宫颈管,宫颈管内可放置碘仿纱条或乳胶管防治宫颈粘连。

7.4.4.4 注意事项

手术宜于月经干净后3~7d进行。

术前白带检查。

术前宫颈细胞学检查,必要时行宫颈活检、宫颈管搔刮或分段诊刮,除外宫颈恶性肿瘤。

术后第1次月经来潮后复诊,明确宫颈是否粘连。

7.4.4.5 并发症

术后出血。

术后感染。

宫颈管粘连。

(4)再次妊娠可出现宫颈功能不全和(或)宫颈难产。

7.4.5 宫颈内口松弛矫治术

7.4.5.1 适应证

宫颈内口松弛导致习惯性流产或早产,并希望再次妊娠者。

7.4.5.2 禁忌证

妊娠期间不得施行本术。

7.4.5.3 操作方法及程序

硬膜外麻醉、腰麻、局麻或静脉麻醉。

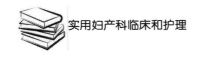
患者取膀胱截石位,常规消毒外阴、阴道、宫颈,导尿,暴露并向外牵拉宫颈,探查宫颈管,明确其组织薄弱部位。

探明宫颈膀胱附着点,在其稍上方与宫颈外口间纵行切开阴道黏膜,显露膀胱与宫颈筋膜,上推膀胱至膀胱腹膜反折处,暴露宫颈前壁。探明宫颈内口薄弱部位后,扩张宫颈至 10 号扩张器,在宫颈薄弱部位处做一菱形切口,菱形的两侧角位于宫颈内口 3～9 点处,上下顶角对角线长 2～3cm,切开宫颈全层,切除菱形部分的宫颈组织,更换 3～4 号扩宫器,0 号或 1 号可吸收缝线横行缝合宫颈切口。

缝合阴道黏膜。

留置导尿管,术毕。

7.4.5.4 并发症

出血。

感染。

宫颈粘连。

妊娠期间可发生子宫破裂、宫颈难产。

7.4.5.5 注意事项

月经干净后 3～7d 施术。

术后第 1 次月经来潮后复诊,除外宫颈粘连。

7.4.6 宫颈切除术(截除、残端切除)

7.4.6.1 适应证

中度上皮内瘤变经非手术治疗无效。

宫颈重度上皮内瘤变、原位癌、微小浸润性鳞状细胞癌,须保留子宫。

子宫脱垂须保留子宫,或患者不宜行子宫切除者。

宫颈过长。

7.4.6.2 禁忌证

宫颈浸润癌。

阴道急性炎症期。

7.4.6.3 操作方法及程序

硬膜外麻醉、腰麻、骶麻或全身麻醉。

患者取膀胱截石位,常规消毒会阴、阴道,暴露宫颈。

牵拉宫颈,探查宫腔,扩张宫颈管,金属导尿管导尿,并确认膀胱在宫颈附着位置。于其最低点下方横行切开阴道黏膜2cm,紧贴子宫颈上推膀胱。

将阴道黏膜切口向宫颈两侧及后方延伸,上推阴道黏膜,暴露膀胱宫颈韧带和主韧带基底部。紧贴宫颈钳夹、切断、缝扎双侧膀胱宫颈韧带、部分主韧带及 相应血管,环形切除宫颈。

子宫脱垂者应将两侧主韧带残端交叉缝合于残留宫颈前方。

止血、缝合创面、宫颈成形。

宫颈管放置碘仿纱条或乳胶管。

留置导尿管72h。

7.4.6.4　注意事项

手术宜于月经干净后3～7d进行。

术前白带检查。

术前宫颈细胞学检查,必要时行宫颈活检、宫颈管搔刮或分段诊刮。

如病理为浸润癌应酌情给予补充治疗。

标本应明确标记位置。

宫颈残端切除术也可经腹完成。

7.4.6.5　并发症

术后出血。

术后感染。

宫颈管粘连。

膀胱、输尿管损伤,膀胱阴道漏。

7.4.7　宫颈息肉切除术

7.4.7.1　适应证

宫颈息肉样赘生物。

7.4.7.2　禁忌证

生殖道急性炎症。

7.4.7.3　术前准备

宫颈脱落细胞涂片检查,除外恶性病变。

白带清洁度检查。

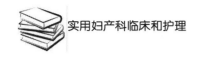

月经干净 3～7d 手术为宜。

7.4.7.4　操作方法及程序

患者取膀胱截石位,暴露宫颈,消毒生殖道。

较小的息肉可用长止血钳夹住息肉蒂部,向一个方向旋转止血钳即可将息肉去除;如若息肉蒂较粗或蒂位置较高,可用组织钳夹持息肉向下牵拉暴露蒂部,再用长止血钳夹住蒂的根部,在止血钳上方将息肉切除,保留止血钳,24h 后取出。

止血。

7.4.7.5　并发症

主要为术后出血,可压迫、电凝止血,使用止血药物。

感染,术后可预防性使用口服抗生素。

7.4.7.6　注意事项

标本应做组织病理学检查。

7.4.8　宫颈 LEEP 术

7.4.8.1　适应证

宫颈中度至重度上皮内瘤变。

部分宫颈息肉及宫颈湿疣。

7.4.8.2　禁忌证

宫颈、阴道急性炎症。

7.4.8.3　操作方法及程序

患者取膀胱截石位,消毒外阴、阴道、宫颈。

暴露宫颈,行阴道镜检查或碘试验明确病变范围,宫颈局部麻醉。

根据病变范围选择合适的电切圈,调整电刀输出功率,锥形切除病变部位及其下方宫颈间质。切除范围应包括病灶边缘外 0.5～1cm,锥高 1～2.5cm,具体范围根据病变性质和范围决定。

电凝或压迫止血。

7.4.8.4　并发症

宫颈出血、感染。

宫颈粘连。

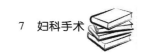

宫颈功能不全。

7.4.8.5 注意事项

按时钟方向分部位标记标本。

如果病理为宫颈浸润癌须及时采取进一步治疗措施。

术后给予抗炎、对症处理,定期进行阴道检查,追访宫颈愈合情况。

术后禁盆浴与性生活,直至宫颈创面完全愈合。

定期宫颈细胞涂片检查及阴道镜检查,评价病变治疗疗效。

7.5　子宫手术

7.5.1　带蒂浆膜下肌瘤摘除术

7.5.1.1 适应证

肌瘤较大或产生压迫症状者。

肌瘤虽不大,但瘤蒂较长,可能发生扭转。

有并发症如肌瘤蒂扭转。

7.5.1.2 禁忌证

多发性子宫肌瘤,无保留子宫可能者。

宫颈病变,特别怀疑恶性病变者。

肌瘤有恶变倾向者。

急性盆腔炎症。

7.5.1.3 术前准备

同一般妇科腹部手术前准备。

重点了解患者月经、生育、有无子女以及对生育功能保留的要求。

宫颈刮片检查癌细胞。

7.5.1.4 操作方法及程序

麻醉与体位一般采用硬膜外阻滞麻醉、全身麻醉或蛛网膜下腔麻醉。手术体位取仰卧位。

手术步骤:

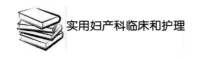

①切开腹壁。

②探查肌瘤大小,与周围脏器有无粘连,肌瘤与宫壁关系,子宫上有无另外的肌瘤,附件是否正常。

③切断瘤蒂:根据瘤蒂的粗细,以两把粗中弯血管钳贴近子宫夹住瘤蒂,在两钳之间切断,以1~0可吸收线间断缝合。断面以0号可吸收线连续缝合予以包埋,使浆膜面光滑。

④缝合腹壁。

7.5.1.5　注意事项

同一般妇科腹部乎术后处理。

长期随诊,注意有无复发肌瘤。

抗生素预防感染。

7.5.2　子宫肌瘤剔除术

7.5.2.1　适应证

子宫肌瘤为原发不孕或习惯性流产的主要原因之一,男女双方检查有生育可能者。

年轻患者,要求保留生育功能,而肌瘤数目不多者。

7.5.2.2　禁忌证

怀疑肌瘤有恶变者。

合并急性感染者。

7.5.2.3　术前准备

同一般妇科腹部手术前准备。

了解对生育的要求,夫妇双方进行不孕检查,并对患者及家属讲清子宫能否保留的可能性。

宫颈细胞学检查癌细胞。

7.5.2.4　操作方法及程序

麻醉与体位同带蒂浆膜下肌瘤摘除术。

手术步骤:

①腹壁切开。

②探查肌瘤大小、部位、深浅、数目,以决定手术方式。

③切开覆盖肌瘤的浆膜层：于肌瘤表面血管较少、壁薄处切开浆膜。如肌瘤不大，可做纵切口，以组织钳分别夹持切口两边缘向外牵拉，肌瘤暴露，以双爪钳或组织钳夹住瘤体，向外牵拉，以手指、刀柄或弯血管钳，伸到浆膜下钝性分离。如肌瘤较大，突出明显，可做横切口、椭圆形切口。或以组织钳夹住瘤体，围绕瘤的周围环行切开浆膜层，钝锐分离，即将肌瘤自其底部剥出。子宫后壁的肌瘤，可在两侧输卵管附着之间稍下部位，切开浆膜，剥出肌瘤。

④缝合子宫切口：肌瘤剥出后以 1～0 可吸收线，连续缝合 1～2 层，注意不留死腔。浆膜层以 0 号可吸收线连续褥式缝合，使之光滑。横切口或环行切口缝合相同。

⑤缝合腹壁。

7.5.2.5　注意事项

同妇科一般腹部手术后处理。

应长期随诊，注意有无复发肌瘤。

嘱患者坚持避孕 1 年。

术后加用抗生素以防感染。

7.5.3　子宫颈肌瘤剔除术

7.5.3.1　适应证

肌瘤较大或产生压迫症状者。突于阴道的宫颈肌瘤，亦可从阴道内进行剔除。

患者年轻，无子女，迫切希望保留生育功能者。

7.5.3.2　禁忌证

怀疑肌瘤恶变者。

宫颈有严重病变者。

肌瘤较大或数目较多者。

虽无子女，但肌瘤大，数目多，子宫已无法保留者。

有急性感染者。

7.5.3.3　术前准备

子宫肌瘤剔除术。

大的宫颈肌瘤，做好肠道消毒准备。

7.5.3.4　操作方法及程序

麻醉与体位同带蒂浆膜下肌瘤摘除术。

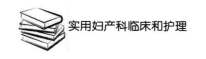

手术步骤：

①腹壁切开：见腹壁切开及缝合。

②探查肌瘤的部位(系起自宫颈前壁、后壁或侧壁)、大小、数目及与子宫的关系，并了解与周围脏器的关系。

③剪开膀胱腹膜反折：如肌瘤长在子宫颈前壁，先辨清覆盖在肌瘤上的膀胱腹膜反折，以弯血管钳提起，做横切口，向两侧延伸剪开达圆韧带处。向下推开膀胱，并向两侧推措直达瘤壁边缘。

④剥出肿瘤：肌瘤与包膜分离后，以组织钳夹持肌瘤，向上提拉，继续向其底部分离，如粘连不重，肌瘤可完全剥出，如底部组织较多较紧，可用血管钳夹住切断。剥出时尽量不穿透宫颈黏膜。

⑤闭合宫腔：肌瘤剥除后，检查宫腔内有无活动出血，确切处理后，以 2 ~ 0 可吸收线或 4 ~ 0 丝线间断或褥式缝合 1 ~ 2 层，闭合宫腔。

⑥合膀胱腹膜反折，闭合宫腔后，检查无渗血，以中号丝线缝合膀胱腹膜反折。

⑦缝合腹壁。

7.5.4　阔韧带肌瘤切除术

7.5.1.1　适应证

肌瘤较大或产生压迫症状。

肌瘤增长迅速，怀疑变性特别怀疑恶变者，必要时同时切除子宫。

年轻患者，需保留生育功能者。

7.5.1.2　禁忌证

同子宫颈肌瘤剥除术。

7.5.1.3　术前准备

同子宫颈肌瘤剥除术。

7.5.1.4　操作方法及程序

麻醉与体位同子宫颈肌瘤剥除术。

手术步骤：

①切开腹壁：见腹壁切开及缝合。

②探查肌瘤大小、部位，与子宫和宫颈的关系，子宫上有无肌瘤。辨认输尿管、圆韧带的位置。

③切断、缝扎圆韧带（如圆韧带不影响肌瘤剥离，可不切断），打开阔韧带前叶。以中弯血管钳夹持阔韧带边缘，伸入手指，徐徐进行剥离，使肌瘤与周围组织分离。如肌瘤过大可再切开阔韧带后叶，同法剥离。

④肌瘤突向下前方时，应将膀胱腹膜反折打开，推开膀胱，手指伸入分离肿瘤周围组织，近阔韧带底部或近子宫处，剥离比较困难，应仔细辨认后，以血管钳钳夹，贴近肌瘤侧切断并缝扎。肌瘤较大时，其血管相应增粗，应分别夹住、切断、缝扎，以免撕断出血。

⑤缝合阔韧带空腔：肌瘤取出后，剪去多余的阔韧带前后叶，以2~0可吸收线或中号丝线褥式或荷包缝合空腔，注意勿伤及血管或输尿管。

⑥缝合腹壁：见腹壁切开及缝合。

7.5.5　次全子宫切除术

次全子宫切除术又称部分子宫切除或阴道上子宫切除术。手术切除子宫体，保留子宫颈。

7.5.5.1　适应证

子宫肌瘤或其他子宫良性疾病如功能性子宫出血、子宫腺肌瘤等，需要切除子宫而子宫颈正常的年轻妇女，可保留子宫颈。

子宫颈无严重病变，而患者一般情况欠佳，或有全身性严重并发症，不能支持较复杂的全子宫切除手术者，或有广泛粘连，行全子宫切除手术有困难者。

7.5.5.2　禁忌证

宫颈有严重病变，如非典型增生、重度糜烂或宫颈细胞学检查有可疑者。不宜保留宫颈。

子宫肌瘤恶变或有其他子宫恶性病变者。

急性盆腔炎症。

7.5.5.3　术前准备

同一般妇科腹部手术前准备。

宫颈细胞学查癌细胞。

疑有内膜病变的患者。术前应做诊断性刮宫，全面了解子宫情况，除外内膜病变，以确定卵巢的去留。

7.5.5.4　操作方法及程序

麻醉与体位同子宫肌瘤剔除术。

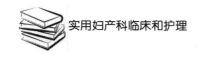

手术步骤：

①腹壁切开。

②探查盆腔：了解子宫、附件及与周围脏器的关系。怀疑肿瘤恶变时，还应探查横膈、肝、脾、胃、肾、肠、大网膜以及淋巴结转移等。探查完毕，以盐水大纱布垫开肠管，置入拉开器，充分暴露手术野。

③提拉子宫：用2把带齿血管钳，沿宫角直达卵巢韧带下方夹持子宫两侧，以做牵引。亦有将子宫托出腹腔进行操作的。

④处理圆韧带：以组织钳提起圆韧带，在距子宫附着点3cm处，用中弯血管钳钳夹、切断，以7号丝线或1~0可吸收线贯穿缝合结扎远侧端。

⑤处理附件：如不保留卵巢，将子宫及输卵管、卵巢向上向侧方提拉，术者用手指或血管钳将阔韧带向前顶起，避开血管，以3把粗中弯血管钳，向外向内，并排钳夹住盆漏斗韧带，钳夹后检查无其他组织，于第2.3把钳子之间切断盆漏斗韧带，用10号及7号丝线或尼龙线贯穿缝扎二道。对侧同法处理。如保留附件，用粗中弯钳夹住输卵管峡部及卵巢固有韧带，切断，用10号及7号丝线贯穿缝扎二道。

⑥剪开膀胱腹膜反折，推开膀胱：于子宫侧圆韧带断端处，在阔韧带两叶之间，插入钝头剪刀，沿子宫附着的边缘，分离并剪开阔韧带前叶及膀胱腹膜反折，直达对侧圆韧带断端下方阔韧带处。亦可用无齿镊子提起膀胱腹膜反折中央的疏松游离部分，剪开，并向两侧剪开达双侧圆韧带断端处。以血管钳提起膀胱腹膜反折边缘，用手指或刀柄，沿膀胱筋膜间的疏松组织，向下及两侧钝行剥离推开膀胱，达拟切除部分稍下，相当子宫内口略下，侧边达宫颈旁1cm。

⑦分离及剪开阔韧带后叶：助手将子宫向前牵拉，贴近子宫剪开阔韧带后叶达子宫骶骨韧带附近，轻轻推开阔韧带内疏松组织，即可暴露出子宫动、静脉。

⑧处理子宫血管：阔韧带前后叶剪开后，暴露子宫动、静脉。将子宫向上向一侧提拉，以3把粗中弯血管钳，于子宫峡部水平垂直钳夹切断子宫动、静脉，断端以10号丝线和7号丝线各做一道贯穿缝扎。对侧同法处理。

⑨切除子宫体：左手将子宫提起，周围垫好湿纱垫，于子宫内口水平做楔形切除宫体，助手以组织钳将宫颈残端提起。宫颈断端用2.5%碘酒及75%乙醇消毒后，用宫颈针穿1~0可吸收线做"8"字或间断缝合。

7.5.5.5　注意事项

同一般妇科腹部手术后处理。

应用抗生素预防感染。

定期进行妇科病普查。

7.5.6　经腹全子宫切除术

7.5.6.1　适应证

子宫肌瘤等良性疾病需要切除子宫,子宫颈有严重病变,或年龄较大的妇女。

早期子宫恶性肿瘤,如子宫内膜癌、宫颈原位癌及附件恶性肿瘤等。

盆腔炎性肿块、结核性包块等经非手术治疗无效者。

7.5.6.2　禁忌证

子宫肌瘤合并有宫颈癌Ⅰb期以上者或较高期的子宫或附件恶性肿瘤患者不宜行单纯全子宫切除术。

急性盆腔炎症。

7.5.6.3　术前准备

同本节次全子宫切除术。

术前3d,每日用消毒液清洗阴道。

7.5.6.4　操作方法及程序

麻醉与体位同子宫肌瘤剔除术。

手术步骤:

①腹壁切开,探查盆腔,提拉子宫,处理圆韧带、附件,剪开膀胱腹膜反折(推开膀胱较低,达子宫外口以下),分离及剪开阔韧带同子宫次全切除术。

②处理子宫骶骨韧带:助手将子宫向前提拉,以中弯血管钳平子宫颈内口处,钳夹切断子宫骶骨韧带,以7号丝线缝扎。在两断端之间,打开子宫后壁腹膜,钝性分离推开直肠,达宫颈外口以下,以两手指触摸,可在宫颈下方前后相遇。一部分患者骶韧带窄薄,亦可不单独处理,而与主韧带一并处理。

③处理主韧带:将膀胱直肠充分推开后,将子宫向上向侧方牵拉,以有齿血管钳紧贴宫颈进行钳夹切断,7号丝线缝扎。对侧同法处理。

④切开阴道前壁,切除子宫:提起子宫,以纱布垫围绕子宫颈,在阴道前穹窿处横切小口,自此沿穹窿环状切断阴道,子宫随之切除。向阴道内塞入纱布1块,待术后自阴道取出。阴道断端以4把组织钳钳夹牵引。

⑤缝合阴道断端:阴道断端以2.5%碘酒及75%乙醇消毒,生理盐水涂擦后,以1~0可吸收线连续锁扣式缝合或"8"字间断缝合。

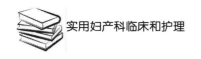

⑥缝合盆腔腹膜:同本节五、次全子宫切除术。

⑦缝合腹壁。

⑧取出阴道纱布。

7.5.6.5 注意事项

同一般妇科腹部手术后处理。

应用抗生素预防感染。

阴道断端出血:全子宫切除术后 2d,可能有少量阴道出血,多为术中残留的阴道积血,不需处理。术后 7d 左右,由于缝线吸收和脱落,可发生局部少量渗血,多为淡红或浆液性渗出,持续至 2~3 周逐渐减少而消失。若出血持续时间较长,应注意有无感染,进行检查,根据情况处理。如术后短时间内发生阴道活动性出血,应立即进行检查,找出原因,如系断端出血,可用纱布压迫,如为活动性出血,应立即局部结扎或钳夹止血,量多者应重新打开腹腔止血。术后 2 周后突然大量出血,多因线结脱落或感染,断端感染裂开者,可用碘仿纱布压迫,如为盆腔血肿,必要时开腹止血。

7.5.7 剥出肌瘤后子宫切除术

7.5.7.1 适应证

宫颈或子宫下段肌瘤较大,影响常规手术操作者。

肌瘤伸入阔韧带影响手术操作者。

7.5.7.2 禁忌证

有急性炎症时,应控制后进行。

7.5.7.3 术前准备

同本节六、经腹全子宫切除术。

7.5.7.4 操作方法及程序

腹壁切开。

切断、缝扎圆韧带:同本节六、经腹全子宫切除术,但肌瘤位于子宫下段较大时,常将膀胱和圆韧带展平,应仔细辨清后处理。

切开膀胱腹膜反折,推开膀胱:辨清膀胱腹膜反折界限后剪开,向两侧延伸,达圆韧带断端,推开膀胱。

切开肿瘤包膜:于肿瘤最突出处、血管少的部位切口,伸入手指或刀柄,钝性分离。继续向两侧延长包膜切口,直至肿瘤大小宽度。

剥出肿瘤：以血管钳夹持肌瘤向外提拉，继续向深部剥离，如层次清楚，剥离多无困难，至肌瘤基底部，遇有较紧组织，用血管钳钳夹切断。

切除子宫：肿瘤剥出后，子宫已恢复原有形状，以组织钳夹住空腔边缘，或 粗丝线简单"8"字缝合后，切除子宫，按常规方法进行。

7.5.8 筋膜内全子宫切除术

7.5.8.1 适应证、禁忌证、术前准备、麻醉及体位

同本节六、经腹全子宫切除术。

7.5.8.2 操作方法及程序

自开腹至子宫动、静脉切断结扎同本节六、经腹全子宫切除术。

在两侧子宫动、静脉结扎残端之间，宫骶韧带上方横行切开宫颈筋膜。向下分离筋膜，使宫颈后壁分离，两侧宫骶韧带随筋膜而下移。

同法处理宫颈前壁。此时宫颈前后壁与其前后筋膜已分开。

在已分离的前后筋膜之间紧贴宫颈侧壁钳夹、切断两侧主韧带，用 1 号丝线缝扎。

切开阴道壁，切下子宫。缝合阴道顶端。

切开的前后筋膜用 4 号丝线或 2～0 可吸收线连续缝合。

常规缝合后腹膜及关腹。

7.5.9 筋膜外全子宫切除术

7.5.9.1 适应证

宫颈上皮内瘤变（CIN）Ⅲ级。

宫颈癌Ⅰa1 期者。

7.5.9.2 禁忌证

宫颈癌Ⅰa2 期及以上分期者。

一般情况较差，或合并其他疾病不能耐受筋膜外全子宫切除手术者。

7.5.9.3 切除范围

全子宫、病灶外 1～1.5cm、阴道壁 1～1.5cm。

7.5.9.4 注意事项

切除宫旁组织 1.5cm 时，要注意输尿管的走行，必须从输尿管与子宫血管的交叉处向上游离 3cm 输尿管，在输尿管外侧剪断并结扎血管，推开输尿管后再钳夹并切断

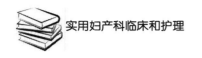

宫旁组织,避免损伤输尿管。

可不必打开输尿管隧道。

距阴道穹窿 1～1.5cm 处,环切阴道壁,取出子宫,全层缝合阴道断端,不一定留置引流管。

绝经前卵巢正常者应保留卵巢。

术后保留导尿管 72h。

术后予以抗生素预防感染。

术后早期起床,适当活动。

术后禁性生活 3 个月。

8 异常分娩

8.1 产力异常

分娩能否顺利进行的 4 个主要因素是产力、产道、胎儿及产妇的精神心理状态。这些因素在分娩过程中相互影响,其中任何 1 个或 1 个以上的因素发生异常,或这些因素之间不能相互适应而使分娩过程受阻,称为异常分娩,俗称难产。产力包括子宫收缩力、腹肌和膈肌收缩力以及肛提肌收缩力,其中以子宫收缩力为主,子宫收缩力贯穿于分娩全过程。在分娩过程中,子宫收缩的节律性、对称性及极性不正常或强度、频率有改变,称为子宫收缩力异常。子宫收缩力异常临床上分为子宫收缩乏力和子宫收缩过强两类。每类又分为协调性子宫收缩和不协调性子宫收缩。

8.1.1 子宫收缩乏力

8.1.1.1 病因

子宫收缩乏力的原因是综合性的,常见有以下因素。

产道与胎儿因素:由于胎儿先露部下降受阻,不能紧贴子宫下段及子宫颈部,不能刺激子宫阴道神经丛引起有力的反射性子宫收缩,是导致继发性子宫收缩乏力的最常见原因。

精神因素:多见于初产妇,尤其是 35 岁以上的高龄初产妇,恐惧心理及精神过度紧张,干扰了中枢神经系统的正常功能而影响子宫收缩。

子宫因素:子宫肌纤维过度伸展(如双胎、羊水过多、巨大胎儿等)使子宫肌纤维失去正常收缩能力;经产妈使子宫肌纤维变性、结缔组织增生影响子宫收缩;子宫肌瘤、子宫发育不良、子宫畸形(如双角子宫)等均能引起宫缩乏力。

内分泌失调:临产后,产妇体内雌激素、催产素、前列腺素、乙酰胆碱等分泌不足,孕激素下降缓慢,子宫对乙酰胆碱的敏感性降低等,均可影响子宫肌兴奋阈,致使子宫收缩乏力。电解质(钾、钠、钙、镁)异常尤其子宫平滑肌细胞内钙离子浓度降低也影

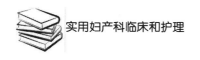

响子宫肌纤维收缩的能力。

药物影响:临产后使用大剂量镇静药与镇痛药,如吗啡、哌替啶、氯丙嗪、硫酸镁、巴比妥等可使宫缩受到抑制。

其他:营养不良、贫血和一些慢性疾病所致体质虚弱者,临产后进食与睡眠不足、过多的体力消耗、产妇过度疲劳、膀胱直肠充盈、前置胎盘影响先露下降等均可使宫缩乏力。

8.1.1.2 临床表现

协调性子宫收缩乏力:子宫收缩具有正常的节律性、对称性和极性,但收缩力弱,宫腔压力低,<15mmHg,持续时间短,间歇期长且不规律,宫缩<2/10min。在收缩的高峰期,子宫体不隆起和变硬,用手指压富底部肌壁仍可出现凹陷,此种宫缩乏力多属继发性宫缩乏力,产程开始子宫收缩正常,于第一产程活跃期后期或第二产程时宫缩减弱,常见于中骨盆与骨盆出口平面狭窄,持续性枕横位或枕盾位等头。此种宫缩乏力对胎儿影响不大。

不协调性子宫收缩乏力:多见于初产妇,其特点为子宫收缩的极性倒置,宫缩的兴奋点不是起自两侧子宫角部,而是来自子宫下段的一处或多处冲动,子宫收缩波由下向上扩散,收缩波小而不援律,频率高,节律不协调。宫腔内压力达20mmHg,宫缩时宫底部不强,而是中段或下段强,宫缩间歇期子宫壁不能完全松弛,这种宫缩不能使宫口如期扩张和先露部如期下降,属无效宫缩。此种宫缩乏力多属原发性宫缩乏力,故需与假临产鉴别。鉴别方法是给予强镇静药哌替啶100mg肌内注射。能使宫缩停止者为假临产,不能使宫缩停止者为原发性宫缩乏力。此种宫缩容易使产妇自觉宫缩强,持续腹痛,拒按,精神紧张,烦躁不安,体力消耗,产程延长或停滞,严重者出现脱水、电解质失常、肠胀气、尿潴留。由于胎儿一胎盘循环障碍,可出现胎儿宫内窘迫。

产程曲线异常:产程进展的标志是宫口扩张和胎先露部下降。宫缩乏力导致产程曲线异常有8种。

①潜伏期延长:从临产规律宫缩开始至宫口开大3cm为潜伏期。初产妇潜伏期正常约需8h,最大时限16h,超过16h为潜伏期延长。

②活跃期延长:从宫口开大3cm开始至宫口开全为活跃期。初产妇活跃期正常约需4h,最大时限8h,超过8h为活跃期延长。

③活跃期停滞:进入活跃期后,宫口不再扩张达2h以上。

④第二产程延长:第二产程初产妇超过2h,经产妇超过1h尚未分娩。

⑤第二产程停滞:第二产程达1h胎头下降无进展。

⑥胎头下降延缓:活跃期晚期至宫口扩张 9 ~ l0cm,胎头下降速度初产妇每小时 <1cm,经产妇每小时 <2cm。

⑦胎共下降停滞:活跃期晚期胎头停留在原处不下降达 1h 以上。

⑧滞产:总产程超过 24h。

8.1.1.3 对母儿影响

(1)对产妇的影响

①体力损耗:由于产程延长,产妇休息不好、进食少,重者引起脱水、酸中毒、低钾血症;产妇精神疲惫及体力消耗可出现肠胀气、尿潴留等,加重子宫收缩乏力。

②产伤:由于第二产程延长,膀胱被压迫于胎先露部(特别是胎头)与耻骨联合之间,可导致组织缺血、水肿、坏死脱落以致形成膀胱阴道瘘或尿道阴道瘘。

③产后出血:子宫收缩乏力影响胎盘剥离、娩出和子宫壁的血窦关闭,容易引起产后出血。

④产后感染:产程进展慢、滞产、多次肛查或阴道检查、胎膜早破、产后出血等均增加产后感染的机会。

(2)对胎儿的影响

由于产程延长、子宫收缩不协调而致胎盘血液循环受阻,供氧不足;或因胎膜早破脐带受压或脐带脱垂易发生胎儿窘迫,新生儿窒息或死亡;因产程延长,导致手术干预机会增多,产伤增加,新生儿颅内出血发病率和病死率增加。

8.1.1.4 治疗

(1)协调性子宫收缩乏力

一旦出现协调性宫缩乏力,首先应寻找原因,检查有无头盆不称与胎位异常,阴道检查了解宫颈扩张和先露部下降情况。若发现有头盆不称,估计不能经阴道分娩者,应及时行剖宫产术,若判断无头盆不称和胎位异常,估计能经阴道分娩者,应采取加强宫缩的措施。

①第一产程:一般处理:消除紧张恐惧心理,鼓励多进食,适当的休息与睡眠。不能进食者每日液体摄入量应不少于 2500ml,可将维生素 $C_1$2g 加入 5% ~10% 的葡萄糖液 500 ~ 1000ml 静脉滴注。对酸中毒者补充适量 5% 碳酸氢钠。低钾血症时应给予氯化钾缓慢静脉滴注。补充钙剂可提高子宫肌球蛋白及腺苷酶活性,增加间隙连接蛋白数量,增强子宫收缩。自然排尿困难者,先行诱导法,无效时及时导尿。破膜 12h 以上应给予抗生素预防感染。

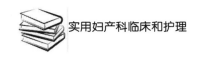

加强子宫收缩：人工破膜。宫颈扩张 3cm 或以上，无头盆不称，胎头已衔接者，可行人工破膜。破膜后先露下降紧贴子宫下段和宫颈内口，引起反射性宫缩，加速宫口扩张。现有学者主张胎头未衔接、无明显头盆不称者也可行人工破膜，认为破膜后可促进胎头下降入盆。破膜前必须检查有无脐带先露，破膜应在宫缩间歇、下次宫缩将开始时进行。破膜后术者手指应停留在阴道内，经过 1～2 次宫缩待胎头入盆后，术者再将手指取出，缩宫素静脉滴注。适用于协调性宫缩乏力、宫口扩张 3cm、胎心良好、胎位正常、头盆相称者。先属 5% 葡萄糖液 500ml 静脉滴注，调节为 8～10 滴/min，然后加入缩宫素 2.5～5U，播匀，每隔 1.5min 观察一次子宫收缩、胎心、血压和脉搏并予记录，如子宫收缩不强，可逐渐加快滴速，一般不宜超过每分钟 40 滴，以子宫收缩达到持续 40～60s，间隔 2～4min 为好。评估宫缩强度的方法有 3 种：触诊子宫；电子监护；应用 Montevid 单位表示，置羊水中压力导管测子宫收缩强度 mmHg + 10min 宫缩次数，比如 10min 有 3 次宫缩，每次压力为 50mmHg，就等于 150MU。一般临产时子宫收缩强度为 80～120MU，活跃期宫缩强度为 200～250MU，应用缩宫素促进宫缩时必须达到 250～300MU 时，才能引起有效宫缩。若 10min 内宫缩超过 5 次、宫缩持续 1min 以上或听胎心率有变化，应立即停滴。外源性缩宫素在母体血中的半衰期为 1～6min，故停药后能迅速好转，必要时加用镇静药。若发现血压升高，应减慢滴注速度。由于缩宫素有抗利尿作用，水的重吸收增加，可出现尿少，需警惕水中毒的发生。地西泮静脉推注。地西泮能使宫颈平滑肌松弛，软化宫颈，促进宫口扩张，适用于宫口扩张缓慢及宫颈水肿时。常用剂量为 10mg，间隔 4～6h 可重复使用，与缩宫素联合应用效果更佳。

②第二产程：出现子宫收缩乏力时，在无头盆不称的前提下，也应加强子宫收缩，给予缩宫素静脉滴注，促进产程进展。若胎头双顶径已通过坐骨棘平面，等待自然分娩，或行会阴后一侧切开以胎头吸引术或产钳术助产；若胎头仍未衔接或伴有胎儿窘迫征象，应行剖宫产术。

③第三产程：为预防产后出血，于胎儿前肩娩出时静脉推注麦角新碱 0.2mg 或静脉推注缩宫素 10U。并同时给予缩宫素 10～20U 静脉滴注，使宫缩增强，促使胎盘剥离与娩出及子宫血窦关闭。凡破膜时间超过 12h，总产程超过 24h，肛查或阴道助产操作多者，应用抗生素预防感染。

（2）不协调性子宫收缩乏力

原则是恢复子宫收缩的生理极性和对称性，给予适当的镇静药哌替啶 100mg 或吗啡 10～15mg 肌内注射或地西泮 l0mg 静脉推注，确保产妇充分休息，醒后不协调性宫缩多能恢复为协调性宫缩,产程得以顺利进展。如经上述处理无效,有胎儿窘迫或头盆不称,均应行剖宫产术。若不协调性子宫收缩已被控制,而子宫收缩力仍弱,可按协调性子宫收缩乏力处理,但在子宫收缩恢复其协调性之前,严禁应用缩宫素。

8.1.1.5 护理

(1)协调性子宫收缩乏力者

明显头盆不称不能从阴道分娩者,应积极做剖宫产的术前准备。估计可经阴道分娩者做好以下护理。

①第一产程的护理:改善全身情况:保证休息,关心和安慰产妇、消除精神紧张与恐惧心理。对产程时间长,产妇过度疲劳或烦躁不安者遵医嘱可给予镇静药,使其休息后体力、子宫收缩力得以恢复。补充营养、水分、电解质,鼓励产妇多进易消化、高热量饮食,对入量不足者需补充液体。保持膀胱和直肠的空虚状态。初产宫因颈口开大不足3cm、胎膜未破者,可给予温肥皂水灌肠,以促进肠蠕动,排除粪便与积气,刺激子宫收缩。自然排尿有困难者可先行诱导法,无效时应予导尿,因排空膀胱能增宽产道。经上述处理后,子宫收缩力可加强。

加强子宫收缩:如经上述护理措施后仍子宫收缩乏力,且能排除头盆不称、胎位异常和骨盆狭窄,无胎儿窘迫,产妇无剖宫产史,则按医嘱加强子宫收缩。在用缩宫素静脉滴注时,必须专人监护,随时调节剂量、浓度和滴速,以免发生子宫破裂或胎儿窘迫。

剖宫产术的准备:如经上述处理产程仍无进展,或出现胎儿宫内窘迫,产妇体力衰竭等,立即行剖宫产的术前准备。

②第二产程的护理:应做好阴道助产和抢救新生儿的准备,密切观察胎心、宫缩与胎先露下降情况。

③第三产程的护理:与医师继续合作,预防产后出血及感染。密切观察子宫收缩、阴道出血情况及生命体征的各项指标。注意产后及时保暖及饮用一些高热量饮品,利于产妇体力恢复。

(2)不协调性宫缩乏力者

医护人员要关心患者,指导产妇宫缩时做深呼吸、腹部按摩及放松技巧,减轻疼痛。陪伴不协调性宫缩乏力的产妇,稳定其情绪。多数产妇均能恢复为协调性宫缩。若宫缩仍不协调或伴胎儿窘迫、头盆不称等,应及时通知医师,并做好剖宫产术和抢救新生儿的准备。

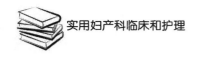

8.1.2　子宫收缩过强

8.1.2.1　病因

急产几乎都发生于经产妇,其主要原因是软产道阻力小。

缩宫素应用不当,如引产时剂量过大、误注子宫收缩药或个体对缩宫素过于敏感、分娩发生梗阻或胎盘早剥血液浸润肌层,均可导致强直性子宫收缩。

产妇的精神过度紧张、产程延长、极度疲劳、胎膜早破及粗暴地、多次宫腔内操作等,均可引起子宫壁某部肌肉呈痉挛性不协调性宫缩过强。

8.1.2.2　临床表现

子宫收缩过强有两种类型,临床表现也各异。

(1)协调性子宫收缩过强

子宫收缩的节律性、对称性和极性均正常,仅子宫收缩力过强(宫腔压力大于50mmHg)、过频(10min 内有 5 次或以上的宫缩且持续达 60s 或更长),若产道无阻力,宫颈口在短时间内迅速开全,分娩在短时间内结束,宫口扩张速度 >5cm/h(初产妇)或 10cm/h(经产妇),总产程 <3h 结束分娩,称为急产。经产妇多见。急产产妇往往有痛苦面容,大声叫喊。若伴头盆不称、胎位异常或瘢痕子宫,有可能出现病理缩复环或发生子宫破裂。

(2)不协调性子宫收缩过强

①强直性子宫收缩:通常不是子宫肌组织功能异常,几乎均由外界因素异常造成,例如临产后由于不适当地应用缩宫素,或对缩宫素敏感,以及胎盘早剥血液浸润子宫肌层等,使子宫强力收缩,宫缩间歇期短或无间歇,均可引起宫颈口以上部分的子宫肌层出现强直性痉挛性收缩。产妇烦躁不安、持续腹痛、拒按。胎方位触诊不清,胎心音听不清。有时可在脐下或平脐处见一环状凹陷,即病理性缩复环。肉眼血尿等先兆子宫破裂的征象。

②子宫痉挛性狭窄环:子宫壁某部肌肉呈痉挛性不协调性子宫收缩所形成的环状狭窄,持续不放松,称子宫痉挛性狭窄环。狭窄环发生在宫颈、宫体的任何部位,多在子宫上下段交界处,也可在胎体某一狭窄部,以胎颈、胎腰处多见。产妇出现持续性腹痛、烦躁、宫颈扩张缓慢、胎先露下降停滞、胎心律不规则。此环特点是不随宫缩上升,阴道检查可触及狭窄环。

8.1.2.3　对母儿的影响

对母体的影响:子宫收缩过强、过频,产程过快,可致初产妇宫颈、阴道以及会阴撕裂伤,若有梗阻则可发生子宫破裂危及母体生命,接产时来不及消毒可致产褥感染。产后子宫肌纤维缩复不良易发生胎盘滞留或产后出血。子宫痉挛性狭窄环虽不是病理性缩复环,但因产程延长,产妇极度痛苦、疲劳无力也容易致产妇衰竭,手术产机会增多。

对胎儿的影响:宫缩过强、过频影响子宫胎盘的血液循环,胎儿在子宫内缺氧,易发生胎儿窘迫、新生儿窒息,甚至胎死宫内。胎儿娩出过快,胎头在产道内受到的压力突然解除可致新生儿颅内出血。如果来不及消毒即分娩,新生儿易发生感染。若坠地可致骨折、外伤等。

8.1.2.4 治疗

凡有急产史的产妇,在预产期前 1～2 周不宜外出,宜提前住院待产。

产兆开始即应做好接生及抢救新生儿窒息的准备。胎儿娩出时嘱产妇勿向下屏气。产后仔细检查宫颈、阴道、外阴,如有撕裂应及时缝合,并给予抗生素预防感染。

如发生早产,新生儿应肌内注射维生素 K_1 10mg 预防颅内出血,并尽早肌内注射破伤风抗毒素 1500U 和抗生素预防感染。

强直性子宫收缩,应及时给予宫缩抑制药,如 25% 硫酸镁 20ml 加入 5% 葡萄糖 20ml 缓慢静脉推注,或肾上腺素 1mg 加入 5% 葡萄糖 250ml 内静脉滴注。如属梗阻性原因,应立即行剖宫产术。

子宫痉挛性狭窄环,首先寻找原因,及时给予纠正。停止一切刺激,如禁止阴道内操作、停用缩宫素等。如无胎儿窘迫征象,可给予镇静药,如哌替啶 100mg 或吗啡 10mg 肌内注射,一般可消除异常宫缩。当子宫收缩恢复正常时,可行阴道助产或等待自然分娩。如经上述处理不能缓解,宫口未开全,胎先露部高,或伴有胎儿窘迫征象,均应行剖宫产术。

8.1.2.5 护理措施

预防宫缩过强对母儿的损伤:密切观察孕妇状况,嘱其勿远离病房,一旦发生产兆,卧床休息,最好左侧卧位;需排大小便时,先查宫口大小及胎先露的下降情况,以防分娩在厕所内造成意外伤害;有产兆后提供缓解疼痛、减轻焦虑的支持性措施;鼓励产妇做深呼吸,提供背部按摩,嘱其不要向下屏气,以减慢分娩过程;与产妇交谈分散其注意力,向其说明产程进展及胎儿状况,以减轻产妇的焦虑与紧张。

密切观察宫缩与产程进展:常规监测宫缩、胎心及母体生命体征变化;观察产程进展,发现异常及时通知医师;对急产者,提早做好接生及抢救新生儿准备。

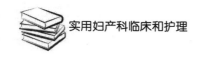

分娩期及新生儿的处理:分娩时尽可能做会阴侧切术,以防会阴撕裂,如有撕裂伤,应及时发现并予缝合。新生儿按医嘱给维生素 K_1 肌内注射,预防颅内出血。

做好产后护理:除观察宫体复旧、会阴伤口、阴道出血、生命体征等情况外,应向产妇进行健康教育及出院指导。新生儿如出现意外,需协助产妇及家属顺利度过哀伤期,并提供出院后的避孕指导。

8.2　产道异常

产道异常包括骨产道(骨盆腔)异常及软产道(子宫下段、宫颈、阴道、外阴)异常,产道异常可使胎儿娩出受阻,临床上以骨产道异常多见。

8.2.1　骨产道异常

骨盆径线过短或形态异常,致使骨盆腔小于胎先露可通过的限度,阻碍胎先露下降,影响产程顺利进展,称狭窄骨盆。狭窄骨盆可以为一个径线过短或多个径线过短,也可以一个平面狭窄或多个平面狭窄,当一个径线狭窄时,要观察同一平面其他径线的大小,再结合整个骨盆腔大小与形态进行综合分析,做出正确判断。狭窄骨盆的分类如下。

(1)骨盆入口平面狭窄

分3级:Ⅰ级为临界性狭窄,骶耻外径18cm,入口前后径10cm,绝对的数可经阴道自然分娩;Ⅱ级为相对性狭窄,骶耻外径16.5～17.5cm,入口前后径8.5～9.5cm,须经试产后才能决定是否可以经阴道分娩;Ⅲ级为绝对性狭窄,骶耻外径≤16.0cm,入口前后径≤8cm,必须以剖宫产结束分娩。扁平骨盆常见有两种类型:

①单纯扁平骨盆(simple flat pelvis):骨盆入口呈横扁圆形,骶岬向前下突出,使骨盆入口前后径缩短而横径正常。

②佝偻病性扁平骨盆:骨盆入口呈横的肾形,骶岬向前突,骨盆入口前后径短。骶骨变直向后翘。尾骨呈钩状突向骨盆出口平面。

(2)中骨盆及骨盆出口平面狭窄

分3级:Ⅰ级为临界性狭窄,坐骨棘间径10cm,坐骨结节间径7.5cm;Ⅱ级为相对性狭窄,坐骨棘间径8.5～9.5cm,坐骨结节间径6.0～7.cm;Ⅲ级为绝对性狭窄,坐骨棘间径≤8.0cm,坐骨结节间径≤5.5cm。我国妇女常见以下两种类型。

①漏斗骨盆(funnel shaped pelvis)：骨盆入口平面各径线正常,两侧骨盆壁向内倾斜,状似漏斗。其特点是中骨盆及出口平面明显狭窄,坐骨棘间径<10cm,坐骨结节间径<8cm,耻骨弓角度<90。坐骨结节间径与出口后矢状径之和<15cm,常见于男型骨盆。

②横径狭窄骨盆(transversely contractedpelvis)：与类人猿型骨盆类似。骨盆入口、中骨盆及骨盆出口的横径均缩短,前后径稍长,坐骨切迹宽。测量骶耻外径值正常,但髂棘间径及髂嵴间径均缩短。临产后先露入盆不困难,但胎头下降至中骨盆和出口平面时,常不能顺利转为枕前位,形成持续性枕横位或枕后位,产程进入活跃晚期及第二产程后进展缓慢,甚至停滞。

③骨盆3个平面狭窄：骨盆外形属女性骨盆,但骨盆每个平面的径线均小于正常值2cm或更多,称均小骨盆(generally contracted pelvis)。多见于身材矮小、体形匀称的妇女。

④畸形骨盆：骨盆失去正常形态称畸形骨盆。仅介绍下列两种。

骨软化症骨盆(osteomalacic pelvis)：现已罕见。系因缺钙、磷、维生素D以及紫外线照射不足,使成年人期骨质矿化障碍,被类骨组织代替,骨质脱钙、疏松、软化。由于受躯干重力及两股骨向内上方挤压,使骶岬突向前,耻骨联合向前突出,骨盆入口平面呈凹三角形,粗隆间径及坐骨结节间径明显缩短,严重者阴道不能容纳2指。一般不能经阴道分娩。

偏斜骨盆(obliquely contracted pelvis)：系一侧髂翼与髋骨发育不良所致骶髂关节固定,以及下肢和髋关节疾病,引起骨盆一侧斜径缩短的偏斜骨盆。

8.2.2 软产道异常

软产道包括子宫下段、宫颈、阴道及外阴。软产道异常所致的难产少见,容易被忽视。应在妊娠早期了解软产道有无异常。

8.2.2.1 外阴异常

（1）会阴坚韧

多见于初产妇,尤其35岁以上高龄初产妇更多见。由于组织坚韧,缺乏弹性,会阴伸展性差,使阴道口狭窄,在第二产程常出现胎先露部下降受阻,且可于胎头娩出时造成会阴严重裂伤。分娩时,应预防性会阴后一侧切开。

（2）外阴水肿

妊娠期高血压疾病、重度贫血、心脏病及慢性肾炎孕妇在全身水肿的同时,可有重

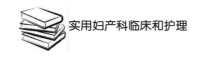

度外阴水肿,分娩时妨碍胎先露部下降,造成组织损伤、感染和愈合不良等。在临产前,可局部应用50%硫酸镁液湿敷;临产后,仍有严重水肿者,可在严格消毒下进行多点针刺皮肤放液。分娩时,町做会阴后一侧切开。若瘢痕过大,扩张困难者,应行剖宫产术。

8.2.2.2 阴道异常

(1)阴道横膈

横膈较坚韧,多位于阴道上、中段。在横膈中央或稍偏一侧常有一小孔,易被误认勾宫颈外口。若仔细检查,在小孔上方可触及逐渐开大的宫口边缘,而该小孔的直径并不变大。阴道黄膈影响胎先露部下降,当横膈被撑薄,此时可在区视下自小孔处将膈做X形切开。待分娩结束再刃除剩余的膈,用可吸收线间断或连续锁边缝合残喘。若横膈高而坚厚,阻碍胎先露部下降,则需行削宫产术结束分娩。

(2)阴道纵隔

阴道纵隔若伴有双子宫、双宫颈,位于一侧子宫内的胎儿下降,通过该侧阴道分娩时,纵隔被推向对侧,分娩多无阻碍。当阴道纵隔发生于单宫颈时,有时纵隔位于胎先露部的前方,胎先露部继续下降,若隔膜较薄可因先露扩张和压迫自行断裂,隔膜过厚可影响胎儿娩出。阴道瘢痕性狭窄轻者因妊娠后组织变软,不影响分娩。若瘢痕广泛、部位高者可影响先露下降。此外阴道尖锐湿疣于妊娠期生长迅速,患者于分娩时容易发生阴道裂伤、血肿及感染。

(3)阴道囊肿和肿瘤

阴道壁囊肿较大时,阻碍胎先露部下降,此时可行囊肿穿刺抽出其内容物,待产后再选择时机进行处理。阴道内肿瘤阻碍胎先露部下降而又不能经阴道切除者,均应行剖宫产术,原有病变待产后再行处理。

8.2.2.3 宫颈异常

(1)宫颈外口黏合

多在分娩受阻时发现。当宫颈管已消失而富口却不扩张,仍为一很小的孔,通常用手指稍加压力分离黏合的小孔,宫口即可在短时间内开全。但有时为使宫口开大,需行宫颈切开术。

(2)宫颈水肿

多见于扁平骨盆、持续性枕后位或滞产,宫口未开全过早使用腹压,致使宫颈前唇长时间被压于胎头与耻骨联合之间,血液回流受阻引起水肿,影响富颈扩张。轻者可抬高产妇臀部,减轻胎头对宫颈的压力,也可于宫颈两侧各注入0.5%利多卡因5~10ml或地西泮10mg静脉推注,待宫口近开全,用手将水肿的宫颈前唇上推,使其逐渐越过胎头,即可经阴道分娩。若经上述处理无明显效果,宫口不继续扩张,可行剖宫产术。

（3）宫颈坚韧

常见于高龄初产妇,宫颈缺乏弹性或精神过度紧张使宫颈挛缩,宫颈不易扩张。此时可静脉推注地西泮10mg。也可于宫颈两侧各注入0.5%利多卡因5~10ml,若不见缓解,应行剖宫产术。

（4）宫颈瘢痕

宫颈锥形切除术后、宫颈裂伤修补术后感染、宫颈深部电烙术后等所致的宫颈瘢痕,虽于妊娠后软化,若宫缩很强,宫口仍不扩张,不宜久等,应行剖宫产术。

（5）宫颈癌

此时宫颈硬而脆,缺乏伸展性,临产后影响宫口扩张,若经阴道分娩,有发生大出血、裂伤、感染及癌扩散等危险,故不应经阴道分娩,应行剖宫产术,术后放疗。若为早期浸润癌,可先行剖宫产术,随即行广泛性子宫切除术及盆腔淋巴结清扫术。

（6）宫颈肌瘤

生长在子宫下段及宫颈部位的较大肌瘤,占据盆腔或阻塞于骨盆入口时,影响胎先露部进入骨盆入口,应行剖宫产术。若肌瘤在骨盆入口以上而胎头已入盆,肌瘤不阻塞产道则可经阴道分娩,肌瘤待产后再行处理。

（7）子宫下段异常

随着剖宫产率的增加,剖宫产术后并发症也随之升高,子宫下段切口感染,瘢痕较大,血管闭塞,血供障碍,子宫下段组织硬韧,遇到梗阻性难产可发生子宫下段破裂。分娩时要严密观察有无病理缩复环出现及血尿等,有异常及时处理。

8.2.3 诊断检查

8.2.3.1 病史

询问孕妇有无佝偻病、脊髓灰质炎、脊柱和髋关节结核以及外伤史。若为经产妇,应了解有无难产史及新生儿有无产伤等。

8.2.3.2 一般检查

观察产妇的体型、步态有无跛足,有无脊柱及髋关节畸形,米氏菱形窝是否对称,有无尖腹及悬垂腹等体征。身高<145cm者,应警惕均小骨盆。

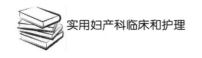

8.2.3.3　腹部检查

（1）腹部形态

注意观察腹型,尺测耻上子宫长度及腹围,B 型超声观察胎先露与骨盆的关系,还预测量胎头双顶径、胸径、腹径、股骨长度,预测胎儿体重,判断能否顺利通过骨产道。

（2）胎位异常

骨盆入口狭窄往往因头盆不称,胎头不易入盆导致胎位异常,如臀先露、肩先露。中骨盆狭窄影响已入盆的胎头内旋转,导致持续性枕横位、枕后位。

（3）估计头盆关系

正常情况下,部分初孕妇在预产期前 2 周,经产妇于临产后,胎头应入盆。若已临产,胎头仍未入盆,则应充分估计头盆关系。检查头盆是否相称的具体方法:孕妇排空膀胱,仰卧,两腿伸直。检查者将手放在耻骨联合上方,将浮动的胎头向骨盆腔方向推压。若胎头低于耻骨联合平面,表示胎头可以入盆,头盆相称,称为跨耻征阴性;若胎头与耻骨联合在同一平面,表示可疑头盆不称,称为跨耻征可疑阳性;若胎头高于耻骨联合平面,表示头盆明显不称,称为跨耻征阳性。对出现跨耻征阳性的孕妇,应让其取两腿屈曲半卧位,再次检查胎头跨耻征,若转为阴性,提示为骨盆倾斜度异常,而不是头盆不称。

（4）骨盆测量

①骨盆外测量:骨盆外测量的结果,可以间接反映出真骨盆的大小。骨盆外测量各径线 <正常值 2cm 或以上为均小骨盆;骶耻外径 <18cm 为扁平骨盆。坐骨结节间径 <8cm,耻骨弓角度 <90°,为漏斗型骨盆。骨盆两侧斜径(以一侧髂前上棘至对侧髂后上棘间的距离)及同侧直径(从髂前上棘至同侧髂后上棘间的距离),两者相差 >1cm 为偏斜骨盆。

②骨盆内测量:骨盆外侧量发现异常,应进行骨盆内测量。对角径 <11.5cm,骶岬突出为骨盆入口平面狭窄,属扁平骨盆。中骨盆平面狭窄及骨盆出口平面狭窄往往同时存在。应测量骶骨前面弯度、坐骨棘间径、坐骨切迹宽度(即骶棘韧带宽度)。若坐骨棘间径 <10cm,坐骨切迹宽度 <2 横指,为中骨盆平面狭窄。若坐骨结节间径 <8cm,应测量出口后矢状径及检查骶尾关节活动度,估计骨盆出口平面的狭窄程度。若坐骨结节间径与出口后矢状径之和 <15cm,为骨盆出口平面狭窄。

（5）B 型超声检查

观察胎先露与骨盆的关系,测量胎头双顶径、胸径、腹径、股骨长度,预测胎儿体重,判断能否顺利通过骨产道。

8.2.4 对母儿的影响

8.2.4.1 对母体的影响

若为骨盆入口平面狭窄,影响胎先露部衔接,容易发生胎位异常,引起继发性子宫收缩乏力,导致产程延长或停滞。若中骨盆平面狭窄,影响胎头内旋转,容易发生持续性枕横位或枕后位。胎头长时间嵌顿于产道内,压迫软组织引起局部缺血、水肿、坏死、脱落,于产后形成生殖道瘘;胎膜早破及手术助产增加感染机会。严重梗阻性难产若不及时处理,可导致先兆子宫破裂,甚至子宫破裂,危及产妇生命。

8.2.4.2 对胎儿的影响

头盆不相称容易发生胎膜早破、脐带脱垂,导致胎儿窘迫,甚至胎儿死亡;产程延长,胎头受压,缺血缺氧容易发生颅内出血;产道狭窄,手术助产机会增多,易发生新生儿产伤及感染。

8.2.5 治疗

8.2.5.1 骨产道异常

明确狭窄骨盆的类别和程度,了解胎位、胎儿大小、胎心、宫缩强弱、宫颈扩张翟度、破膜与否,结合年龄、产次、既往分娩史,综合判断,选择合理的分娩方式。

(1)轻度头盆不称

在严密监护下可以试产,试产过程一般不用镇静、镇痛药,少肛查,禁灌肠。密切观察胎儿情况及产程进展。勤听胎心音,破膜后立即听胎心音,观察羊水性状,必要时行阴道检查,了解产程进展,有无脐带脱垂。若胎头未衔接,胎位异常已破膜的产妇应抬高床尾。试产 2~4h,胎头仍未入盆,并伴胎儿窘迫者,则应停止试产,及时行剖宫产术结束分娩。

(2)中骨盆狭窄

主要影响胎头俯屈,使内旋转受阻,易发生持续性枕横位或枕后位。若宫口已开全,胎头双顶径达坐骨棘水平或更低,可用胎头吸引、产钳等阴道助产术,并做好抢救新生儿的准备;若胎头未达坐骨棘水平,或出现胎儿窘迫征象,应行剖宫产术结束分娩。

(3)骨盆出口狭窄

出口平面是产道最低部位,应在临产前对胎儿大小、头盆关系作充分估计,决定分娩方式,出口平面狭窄者不宜试产。若出口横径与后矢状径之和 >15cm,多数可经阴

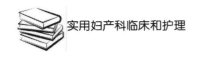

道分娩;两者之和为 13～15cm 者,多数需阴道助产;两径之和 <13cm,足月胎儿不易经阴道分娩,应行剖宫产术结束分娩。

(4)胎儿娩出

胎儿娩出后,及时注射宫缩药,使用抗生素预防产后出血和感染。

8.2.5.2 软产道异常

对软产道异常应根据局部组织的病变程度及对阴道分娩的影响,选择局部手术治疗处理,或行剖宫产术结束分娩。

8.2.6 护理

8.2.6.1 产程处理过程的护理

有明显头盆不称、不能从阴道分娩者,按医嘱做好剖宫产术的术前准备与护理。

对轻度头盆不称的试产者其护理要点如下。

①专人守护,保证良好的产力。关心产妇欧食、营养、水分、休息。必要时按医嘱补充水、电解质、维生素 C。

②密切观察胎心、羊水变换及产程进展情况,发现异常及时通知医师并做好剖宫产的术前准备。

③注意子宫破裂的先兆,用手放在孕妇腹部戈用胎儿电子监护仪监测子宫收缩及胎心率变化,定现异常时,立即停止试产,及时通知医师及早处里,预防子宫破裂。

中骨盆或骨盆出口狭窄者,护士必须配合医丽做好阴道助产的术前准备或按医嘱做好剖宫产勺术前准备。

8.2.6.2 心理护理

向产妇及家属讲清楚阴道分娩的可能性及优点,增强其自信心;认真解答产妇及家属的疑问,使其了解目前产程进展的状况;向产妇及家属讲明产道异常对母儿的影响,解除对未知的焦虑,建立对医护人员的信任感,以取得良好的合作。

8.2.6.3 预防产后出血和感染

按医嘱使用宫缩药、抗生素。保持外阴清洁,每天冲(擦)洗会阴 2 次,使用消毒会阴垫。胎先露长时间压迫阴道或出现血尿时,应及时留置导尿管 8～12d,必须保证导尿管通畅,定期更换,防止感染。

8.2.6.4 新生儿护理

胎头在产道压迫时间过长或经手术助产的新生儿,应按产伤处理,严密观察颅内

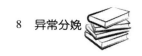

出血或其他损伤的症状。

8.3　胎位异常

胎位异常(abnormal fetal position)包括胎头Z置异常、臀先露及肩先露,是造成难产的常见因喜。

8.3.1　持续性枕后位、枕横位

在分娩过程中,胎头以枕后位或枕横位衔接。在下降过程中,胎头枕部因强有力宫缩绝大多数能日前转135°或90°,转成枕前位自然分娩。仅有5%～10%胎头枕骨持续不能转向前方,直至分娩后期仍位于母体骨盆后方或侧方,致使分娩发生困难者,称持续性枕后位。国外报道发病率为5%左右。

8.3.1.1　病因

骨盆异常:常发生于男型骨盆或类人猿型盆。这两类骨盆的特点是骨盆入口平面前半部狭窄,不适合胎头枕部衔接,后半部较宽,胎头容以枕后位或枕横位衔接。这类骨盆常伴有中骨平面及骨盆出口平面狭窄,影响胎头在中骨盆平向前旋转,为适应骨盆形态而成为持续性枕后位持续性枕横位。由于扁平骨盆前后径短小,均小盆各径线均小,而骨盆入口横径最长,胎头常以横位入盆,由于骨盆偏小,胎头旋转困难,胎头便续在枕横位。

胎头俯屈不良:若以枕后位衔接,胎儿脊柱母体脊柱接近,不利于胎头俯屈,胎头前囟成为头下降的最低部位,而最低点又常转向骨盆前当前囟转至前方或侧方时,胎头枕部转至后方形成持续性枕后位或持续性枕横位。

子宫收缩乏力:影响胎头下降、俯屈及内旋转,容易造成持续性枕后位或枕横位。

头盆不称:关盆不称使内旋转受阻,而呈持续性枕后位或枕横位。

其他:前壁胎盘、膀胱充盈、子宫下段宫颈肌瘤均可影响胎头内旋转,形成持续性枕横位或枕后位。

8.3.1.2　诊断

(1)临床表现

临产后胎头衔接较晚及俯屈不良,由于枕后位的胎先露部不易紧贴子宫下段及宫颈内口,常导致协调性宫缩乏力及宫口扩张缓慢。因枕骨持续位于骨盆后方压迫直

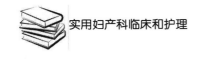

肠,产妇自觉肛门坠胀及排便感,致使宫口尚未开全时过早使用腹压,容易导致宫颈前唇水肿和产妇疲劳,影响产程进展。持续性枕后位常致活跃期晚期及第二产程延长。若在阴道口虽已见到胎发,历经多次宫缩时屏气却不见胎头继续顺利下降时,可能是持续性枕后位。

(2)腹部检查

在宫底部触及胎臀,胎背偏向母体后方或侧方,在对侧明显触及胎儿肢体。若胎头已衔接,有时可在胎儿肢体侧耻骨联合上方扪到胎儿颏部。胎心在脐下一侧偏外方听得最响亮,枕后位时因胎背伸直,前胸贴近母体腹壁,胎心在胎儿肢体侧的胎胸部位也能听到。

(3)肛门检查或阴道检查

若为枕后位,感到盆腔后部空虚,查明胎头矢状缝位于骨盆斜径上。前囟在骨盆右前方,后囟(枕部)在骨盆左后方则为枕左后位,反之为枕右后位。查明胎头矢状缝位于骨盆横径上,后囟在骨盆左侧方,则为枕左横位,反之为枕右横位。当出现胎头水肿、颅骨重叠、囟门触不清时,需行阴道检查,借助胎儿耳郭及耳屏位置及方向判定胎位,若耳郭朝向骨盆后方,诊断为枕后位;若耳郭朝向骨盆侧方,诊断为枕横位。

(4)B型超声检查

根据胎头颜面及枕部位置,能准确探清胎头位置以明确诊断。

8.3.1.3 分娩机制

胎头多以枕横位或枕后位衔接,在分娩过程中,若不能转成枕前位时,其分娩机制如下。

(1)枕左(右)后位

胎头枕部到达中骨盆向后行45°内旋转,使矢状缝与骨盆前后径一致。胎儿枕部朝向骶骨呈正枕后位。其分娩方式如下。

①胎头俯屈较好:胎头继续下降,前囟先露抵达耻骨联合下时,以前囟为支点,胎头继续俯屈使顶部及枕部自会阴前缘娩出。继之胎头仰伸,相继由耻骨联合下娩出额、鼻、口、颏。此种分娩方式为枕后位经阴道助娩最常见的方式。

②胎头俯屈不良:当鼻根出现在耻骨联合下缘时,以鼻根为支点,胎头先俯屈,从会阴前缘娩出前囟、顶部及枕部,然后胎头仰伸,便鼻、口、颏部相继由耻骨联合下娩出。因胎头以较大的枕额周径旋转,胎儿娩出更加困难,多需手术助产。

(2)枕横位

部分枕横位于下降过程中无内旋转动作,或枕后位的胎头枕部仅向前旋转45°。

成为持续性枕横位。持续性枕横位虽能经阴道分娩,但多数需用手或行胎头吸引术将胎头转成枕前位娩出。

8.3.1.4 对母儿影响

(1)对产妇的影响

胎位异常导致继发性宫缩乏力,使产程延长,常需手术助产,容易发生软产道损伤,增加产后出血及感染机会。若胎头长时间压迫软产道,可发生缺血坏死脱落,形成生殖道瘘。

(2)对胎儿的影响

第二产程延长和手术助产机会增多,常出现胎儿窘迫和新生儿窒息,使围生儿病死率增高。

8.3.1.5 治疗

持续性枕后位、枕横位在骨盆无异常、胎儿不大时,可以试产。试产时应严密观察产程,注意胎头下降、宫口扩张程度、宫缩强弱及胎心有无改变。

(1)第一产程

①潜伏期:需保证产妇充分营养与休息。若有情绪紧张,睡眠不好可给予哌替啶或地西泮。让产妇朝向胎背的对侧方向侧卧,以利胎头枕部转向前方。若宫缩欠佳,应尽早静脉滴注缩宫素。

②活跃期:宫口开大 3 ~ 4cm 产程停滞,除外头盆不称可行人工破膜,若产力欠佳,静脉滴注缩宫素。若宫口开大每小时 1cm 以上,伴胎先露部下降,多能经阴道分娩。在试产过程中,出现胎儿窘迫征象,应行剖宫产术结束分娩。若经过上述处理效果不佳,每小时宫口开大 <1cm 或无进展时,则应剖宫产结束分娩。宫口升全之前,嘱产妇不要过早屏气用力,以免引起宫颈前唇水肿,影响产程进展。

(2)第二产程

若第二产程进展缓慢,初产妇已近2h,经产妇已近1h,应行阴道检查。当胎头双顶径已达坐骨棘平面或更低时,可先行徒手将胎头枕部转向前方,使矢状缝与骨盆出口前后径一致,或自然分娩,或阴道助产(低位产钳术或胎头吸引术)。若转成枕前位有困难时,也可向后转成正枕后位,再以产钳助产。若以枕后位娩出时,需做较大的会阴后一斜切开,以免造成会阴裂伤。若胎头位置较高,疑有头盆不称,需行剖宫产术,中位产钳禁止使用。

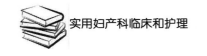

（3）第三产程

因产程延长,容易发生产后宫缩乏力,胎盘娩出后应立即静脉注射或肌内注射子宫收缩药,以防发生产后出血。有软产道裂伤者,应及时修补。新生儿应重点监护。凡行手术助产及有软产道裂伤者,产后应给予抗生素预防感染。

8.3.2　胎头高直位

胎头以不屈不仰姿势衔接于骨盆入口,其矢状缝与骨盆入口前后径相一致,称胎头高直位。发病率国内文献报道为 1.08%,国外资料报道为 0.6% ~ 1.6%。胎头枕骨向前靠近耻骨联合者称胎头高直前位,又称枕耻位;胎头枕骨向后靠近骶岬者称胎头高直后位,又称枕骶位。胎头高直位对母儿危害较大,应妥善处理。

8.3.2.1　病因

胎夹高直位的病因尚不清楚,可能与下述因素有关。

头盆不称,骨盆入口平面狭窄,胎头大,腹壁松弛,胎膜早破,均可使胎头矢状缝有可能被固定在骨盆前后径上,形成胎头高直位。

腹壁松弛及腹直肌分离,胎背易朝母体前方,胎头高浮,当宫缩时易形成胎头高直位。

胎膜突然破裂,羊水迅速流出,宫缩时胎头矢状缝易固定于骨盆入口前后径上,形成胎头高直位。

8.3.2.2　诊断

临床表现:由于临产后胎头不俯屈,进入骨盆入口的胎头径线增大,胎头迟迟不衔接,使胎头不下降或下降缓慢,宫口扩张也缓慢,致使产程延长,常感耻骨联合部位疼痛。

腹部检查:胎头高直前位时,胎背靠近腹前壁,不易触及胎儿肢体,胎心位置稍高在近腹中线听得最清楚。胎头高直后位时,胎儿肢体靠近腹前壁,有时在耻骨联合上方可清楚触及胎儿下颌。

阴道检查:因胎头位置高,肛查不易查清,此时应做阴道检查。发现胎头矢状缝与骨盆入口前后径一致,后囟在耻骨联合后,前囟在骶骨前,为胎头高直前位,反之为胎头高直后位。

B 型超声检查:可探清胎头双顶径与骨盆入口横径一致,胎头矢状缝与骨盆入口前后径一致。

8.3.2.3　分娩机制

胎头高直前位临产后,胎头极度俯屈,以胎头枕骨在耻骨联合后方为支点,使胎头顶部、额部及颏部沿骶岬下滑入盆衔接、下降,双顶径达坐骨棘平面以下时,以枕前位经阴道分娩。若胎头高直前位胎头无法入盆,需行剖宫产术结束分娩。高直后位临产后,胎背与母体腰骶部贴近,妨碍胎头俯屈及下降,使胎头处于高浮状态迟迟不能入盆,即使入盆下降至盆底也难以向前旋转180°,故以枕前位娩出的可能性极小。

8.3.2.4　治疗

胎头高直前位时,若骨盆正常,胎儿不大、产力强,应给予充分试产机会,加强宫缩促使胎头俯屈,胎头转为枕前位可经阴道分娩或阴道助产,若试产失败再行剖宫产术结束分娩。胎头高直后位因很难经阴道分娩,一经确诊应行剖宫产术。

8.3.3　面先露

胎头以面部为先露时称为面先露,多于临产后发现。面先露以颏骨为指示点,有颏左前、颏左横、颏左后、颏右前、颏右横、颏右后6种胎位,以颏左霸及颏右后位较多见。我国15所医院统计发病率0.8‰~2.70‰,国外资料为0.17%~0.2%。经产妇多于初产妇。

8.3.3.1　病因

骨盆狭窄:有可能阻碍胎头俯屈的因素均可能导致面先露。胎头衔接受阻,阻碍胎头俯屈,导致胎头极度仰伸。

头盆不称:临产后胎头衔接受阻,造成胎头极度仰伸。

腹壁松弛:经产妇悬垂腹时胎背向前反曲,胎儿颈椎及胸椎仰伸形成面先露。

脐带异常:脐带过短或脐带绕颈,使胎头俯屈困难。

畸形:无脑儿因无顶骨,可自然形成面先露。先天性甲状腺肿,胎头俯屈困难,也可导致面先露。

8.3.3.2　诊断

腹部检查:因胎头极度仰伸,入盆受阻,胎体伸直,宫底位置较高。颏前位时,在孕妇腹前壁容易扪及胎儿肢体,胎心由胸部传出,故在胎儿肢体侧的下腹部听得清楚。颏后位时,于耻骨联合土方可触及胎儿枕骨隆突与胎背之间有明显凹沟,胎心较遥远而弱。

肛门检查及阴道检查:可触到高低不平、软硬不均的颜面部,若宫口开大时可触及

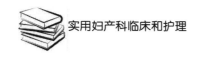

胎儿口、鼻、颧骨及眼眶,并依据颏部所在位置确定其胎位。

B 型超声检查:可以明确面先露并能探清胎位。

8.3.3.3 分娩机制

面先露分娩机制包括:仰伸、下降、内旋转及外旋转。颏前位时,胎头以仰伸姿势衔接、下降,胎儿面部达骨盆底时,胎头极度仰伸,颏部为最低点,故转向前方,胎头继续下降并极度仰伸,颏部因位置最低而转向前方,当颏部自耻骨弓下娩出后,极度仰伸的胎颈前面处于产道小弯(耻骨联合),胎头俯屈时,胎头后部能够适应产道大弯,使口、鼻、眼、额、前囟及枕部自会阴前缘相继娩出,但产程明显延长。颏后位时,胎儿面部达骨盆底后,多数能经内旋转135°。后以颏前位娩出。少数因内旋转受阻,成为持续性颏后位,胎颈已极度伸展,不能适应产道大弯,故足月活胎不能经阴道自然娩出,须行剖宫产结束分娩。

8.3.3.4 对母儿影响

对产妇的影响:颏前位时,因胎儿颜面部不能紧贴子宫下段及宫颈内口,常引起宫缩乏力,致使产程延长;颜面部骨质不能变形,容易发生会阴裂伤。颏后位时,导致梗阻性难产,若不及时处理,造成子宫破裂,危及产妇生命。

对胎儿的影响:胎儿面部受压变形,颜面皮肤发绀、肿胀,尤以口唇为著,影响吸吮,严重时可发生会厌水肿影响吞咽。新生儿于生后保持仰伸姿势达数日之久,需加强护理。

8.3.3.5 治疗

颏前位时,若无头盆不称,产力良好,有可能自然分娩;若出现继发性宫缩乏力,第二产程延长,可用产钳助娩,但会阴后一斜切开要足够大。若有头盆不称或出现胎儿窘迫征象,应行剖宫产术。持续性颏后位时,难以经阴道分娩,应行剖宫产术结束分娩。若胎儿畸形,无论颏前位或颏后位,均应在宫口开全后行穿颅术结束分娩。

8.3.4 臀先露

臀先露是最常见的异常胎位,占妊娠足月分娩总数的 3% ~4% 。多见于经产妇。因胎头比胎臀大,分娩时后出胎头无明显变形,往往娩出困难,加之脐带脱垂较多见,使围生儿死亡率增高,是枕先露的 3~8 倍。臀先露以骶骨为指示点,有骶左前、骶左横、骶左后、骶右前、骶右横、骶右后 6 种胎位。

8.3.4.1 病因

妊娠 30 周以前,臀先露较多见,妊娠 30 周以后多能自然转成头先露。临产后持续为臀先露的原因尚不十分明确,可能的因素有以下几种。

胎儿在宫腔内活动范围过大:羊水过多、经产妇腹壁松弛以及早产儿羊水相对偏多,胎儿易在宫腔内自由活动形成臀先露。

胎儿在宫腔内活动范围受限:子宫畸形(如单角子宫、双角子宫等)、胎儿畸形(如无脑儿、脑积水等)、双胎妊娠及羊水过少等,容易发生臀先露。胎盘附着在宫底宫角部易发生臀先露,占73%,而头先露仅占5%。

胎头衔接受阻:狭窄骨盆、前置胎盘、肿瘤阻塞骨盆腔及巨大胎儿等,也易发生臀先露。

8.3.4.2　临床分类

根据胎儿两下肢所取的姿势分为以下3类。

单臀先露或腿直臀先露:胎儿双髋关节屈曲,双膝关节直伸,以臀部为先露。最多见。

完全臀先露或混合臀先露:胎儿双髋关节及双膝关节均屈曲,有如盘膝坐,以臀部和双足为先露。较多见。

不完全臀先露:以一足或双足、一膝或双膝,或一足一膝为先露。膝先露是暂时的,产程开始后转为足先露,较少见。

8.3.4.3　诊断

临床表现:孕妇常感肋下有圆而硬的胎头。由于胎臀不能紧贴子宫下段及宫颈内口,常导致宫缩乏力,宫口扩张缓慢,致使产程延长。

腹部检查:子宫呈纵椭圆形,胎体纵轴与母体纵轴一致。在宫底郡可触到圆而硬、按压时有浮球感的胎头;若未衔接,在耻骨联合上方触到不规则、软而宽的胎臀,胎心在脐左(或右)上方听得最清楚。衔接后,胎臀位于耻骨联合之下,胎心听诊以脐下最明显。

肛门检查及阴道检查:肛门检查时,触及软而不规则的胎臀或触到胎足、胎膝。若胎臀位置高,肛查不能确定时,需行阴道检查。阴道检查时,了解宫口扩张程度及有无脐带脱垂。若胎膜已破,能直接接触到胎臀、外生殖器及肛门,此时应注意与颜面相鉴别。若为胎臀,可触及肛门与两坐骨结节连在一条直线上,手指放人肛门内有环状括约肌收缩感,取出手指可见有胎粪。若为颜面,口与两颧骨突出点呈三角形,手指放入口内可触及牙龈和弓状的下颌骨。若触及胎足时,应与胎手相鉴别。

B 型超声检查:能准确探清臀先露类型以及胎儿大小、胎头姿势等。

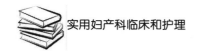

8.3.4.3 分娩机制

以骶右前位为例加以阐述。

胎臀娩出：临产后，胎臀以粗隆间径衔接于骨盆入口右斜径，骶骨位于右前方。胎臀逐渐下降，前髋下降稍快故位置较低，抵达骨盆底遇到阻力后，前髋向母体右侧行45°内旋转，使前髋位于耻骨联合后方，此时粗隆间径与母体骨盆出口前后径一致。胎臀继续下降，胎体稍侧屈以适应产道弯曲度，后髋先从会阴前缘娩出，随即胎体稍伸直，使前髋从耻骨弓下娩出。继之双腿双足娩出。当胎臀及两下肢娩出后，胎体行外旋转，使胎背转向前方或右前方。

胎肩娩出：当胎体行外旋转的同时，胎儿双肩径衔接于骨盆入口右斜径或横径，并沿此径线逐渐下降，当双肩达骨盆底时，前肩向右旋转45°。转至耻骨弓下，使双肩径与骨盆出口前后径一致，同时胎体侧屈使后肩及后上肢从会阴前缘娩出，继之前肩及前上肢从耻骨弓下娩出。

胎头娩出：当胎肩通过会阴时，胎头矢状缝衔接于骨盆入口左斜径或横径，并沿此径线逐渐下降，同时胎头俯屈。当枕骨达骨盆底时，胎头向母体左前方旋转45°，使枕骨朝向耻骨联合。胎头继续下降，当枕骨下凹到达耻骨弓下时，以此处为支点，胎头继续俯屈，使颏、面及额部相继会阴前缘娩出，随后枕部自耻骨弓下娩出。

8.3.4.4 对母儿影响

对产妇的影响：胎臀形状不规则，不能紧贴子宫下段及宫颈内口，容易发生胎膜早破或继发性宫缩乏力，使产后出血与产褥感染的机会增多，若宫口未开全而强行牵拉，容易造成宫颈撕裂甚至延及子宫下段。

对胎儿及新生儿的影响：胎臀高低不平，对前羊膜囊压力不均匀，常致胎膜早破，发生脐带脱垂是头先露的10倍，脐带受压可致胎儿窘迫甚至死亡；胎膜早破，使早产儿及低体重儿增多。后出胎头牵出困难，常发生新生儿窒息、臂丛神经损伤及颅内出血，颅内出血的发病率是头先露的10倍。臀先露导致围生儿的发病率与死亡率均增高。

8.3.4.5 治疗

妊娠期：于妊娠30周前，臀先露多能自行转为头先露。若妊娠30周后仍为臀先露应予矫正。常用的矫正方法有以下几种。

①让孕妇排空膀胱，松解裤带，做胸膝卧位姿势，每日2次，每次15min，连做1周后复查。这种姿势可使胎臀退出盆腔，借助胎儿重心改变，使胎头与胎背所形成的弧

形顺着宫底弧面滑动而完成胎位矫正。

②激光照射或艾灸至阴穴,近年多用激光照射两侧至阴穴,也可用艾条灸,每日1次,每次15～20min,5次为1个疗程。

③应用上述矫正方法无效者,于妊娠32～34周时,可行外转胎位术,因有发生胎盘早剥、脐带缠绕等严重并发症的可能,应用时要慎重,术前半小时口服沙丁胺醇4.8mg。行外转胎位术时,最好在B型超声监测下进行。孕妇平卧,两下肢屈曲稍外展,露出腹壁。查清胎位,听胎心率。操作步骤包括松动胎先露部、转胎。动作应轻柔,间断进行。若术中或术后发现胎动频繁而剧烈或胎心率异常,应停止转动并退回原胎位观察半小时。

分娩期:应根据产妇年龄、胎产次、骨盆类型、胎儿大小、胎儿是否存活、臀先露类型以及有无并发症,于临产初期做出正确判断,决定分娩方式。

择期剖宫产的指征:狭窄骨盆、软产道异常、胎儿体重＞3500g、胎儿窘迫、高龄初产、有难产史,不完全臀先露等,均应行剖腹产术结束分娩。

第一产程:产妇应侧卧,不宜站立走动。少做肛查,尽量避免胎膜破裂。一旦破膜,应立即听胎心。若胎心变慢或变快,应行肛查,必要时行阴道检查,了解有无脐带脱垂。若有脐带脱垂,胎心尚好,宫口未开全,为抢救胎儿,需立即行剖宫产术。若无脐带脱垂,可严密观察胎心及产程进展。若出现协调性宫缩乏力,应设法加强宫缩。当宫口开大4～5cm时,胎足即可经宫口脱出至阴道。为了使宫颈和阴道充分扩张,消毒外阴之后,使用"堵"外阴方法。当宫缩时,用无菌巾以手掌堵住阴道口,让胎臀下降,避免胎足先下降,待宫口及阴道充分扩张后才让胎臀娩出。此法有利于后出胎头的顺利娩出。在"堵"的过程中,应每隔10～15min听胎心1次,并注意宫口是否开全。宫口已开全再堵易引起胎儿窘迫或子宫破裂。宫口近开全时,要做好接产和抢救新生儿窒息的准备。

第二产程:接产前,应导尿排空膀胱。初产妇应做会阴后一斜切开术。有3种分娩方式:①自然分娩:胎儿自然娩出,不做任何牵拉。极少见,仅见于经产妇、胎儿小、宫缩强、骨盆腔宽大者。②臀助产术:当胎臀自然娩出至脐部后,胎肩及后出胎头由接产者协助娩出。脐部娩出后,一般应在2～3min娩出胎头,最长不能超过8min。后出胎头娩出有主张用单叶产钳,效果佳。③臀牵引术:胎儿全部由接产者牵拉娩出,此种手术对胎儿损伤大,一般情况下应禁止使用。

第三产程:产程延长易并发子宫收缩乏力性出血。胎盘娩出后,应肌内注射缩宫素或麦角新碱,防止产后出血。行手术操作及有软产道损伤者,应及时检查并缝合,给

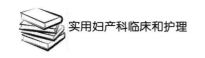

予抗生素预防感染。

8.3.5 肩先露

胎体纵轴与母体纵轴楣垂直为横产式。胎体横卧于骨盆入口之上,先露部为肩,称肩先露,占妊娠足月分娩总数的 0.25% ,是对母儿最不利的胎位。除死胎及早产儿胎体可折叠娩出外,足月活胎不可能经阴道娩出。若不及时处理,容易造成子宫破裂,威胁母儿生命。根据胎头在母体左或右侧和胎儿肩胛朝向母体前或后方,有肩左前、肩左后、肩右前、肩右后 4 种胎位。发生原因与臀先露类同。

8.3.5.1 诊断

临床表现:胎先露部胎肩不能紧贴子宫下段及宫颈内口,缺乏直接刺激,容易发生高缩乏力。胎肩对宫颈压力不均,容易发生胎膜早破。破膜后羊水迅速外流,胎儿上肢或脐带容易脱出,导致胎儿窘迫甚至死亡。随着宫缩不断加强、胎肩及胸廓一部分被挤入盆腔内,胎体折叠弯曲,胎颈被拉长,上肢脱出于阴道口外,胎头和胎臀仍被阻于骨盆入口上方,形成忽略性肩先露。子宫收缩继续增强,子宫上段越来越厚,子宫下段被动扩张越来越薄,由于子宫上下段肌壁厚薄相差悬殊,形成环状凹陷,并随宫缩逐渐升高,甚至可以高达脐上,形成病理缩复环,是子宫破裂的先兆,若不及时处理,将发生子宫破裂。

腹部检查:子宫呈横椭圆形,子宫长度低于妊娠周数,子宫横径宽。宫底部及耻骨联合上方较空虚,在母体腹部一侧触到胎头,另侧触到胎臀。肩前位时,胎背朝向母体腹壁,触之宽大平坦;肩后位时,胎儿肢体朝向母体腹壁,触及不规则的小肢体。胎心在脐周两侧最清楚。根据腹部检查多能确定胎位。

肛门检查或阴道检查:胎膜未破者,因胎先露部浮动于骨盆入口上方,肛查不易触及胎先露部。若胎膜已破、高口已扩张者,阴道检查可触到肩胛骨或肩峰、肋骨及腋窝。腋窝尖端指向胎儿头端,据此可决定胎头在母体左或右侧。肩胛骨朝向母体前或后方,可决定肩前位或肩后位。例如胎头在母体右侧,肩胛骨朝向后方,则为肩右后位。胎手若已脱出于阴道口外,可用握手法鉴别是胎儿左手或右手,因检查者只能与胎儿同侧的手相握。例如肩右前值时左手脱出,检查者用左手与胎儿左手相握,余类推。

B 超:能准确探清肩先露,并能确定具体胎位。

8.3.5.2 治疗

妊娠期:妊娠后期发现肩先露应及时矫正。可采用胸膝卧位、激光照射(或艾灸)

至阴穴。上述矫正方法无效,应试行外转胎位术转成头先露,并包扎腹部以固定胎头。若行外转胎位术失败,应提前住院决定分娩方式。

分娩期:根据胎产次、胎儿大小、胎儿是否存活、宫口扩张程度、胎膜是否破裂、有无并发症等,决定分娩方式。

①足月活胎,伴有产科指征(如狭窄骨盆、前置胎盘、有难产史等),应于临产前行择期剖宫产术结束分娩。

②初产妇、足月活胎,临产后应行剖宫产术。

③经产妇、足月活胎,也可行剖腹产。若宫口开大5cm以上,破膜不久,羊水未流尽,可在乙醚深麻醉下行内转胎位术,转成臀先露,待宫口开全助产娩出。若双胎妊娠第二胎儿为肩先露,可行内转胎位术。

④出现先兆子宫破裂或子宫破裂征象,无论胎儿死活,均应立即行剖宫产术。术中若发现宫腔感染严重,应将子宫一并切除。

⑤胎儿已死,无先兆子宫破裂征象,若宫口近开全,在全身麻醉下行断头术或碎胎术。术后应常规检查子宫下段、宫颈及阴道有无裂伤。若有裂伤应及时缝合。注意产后出血,给予抗生素预防感染。

8.3.6 复合先露

胎先露部伴有肢体同时进入骨盆入口,称复合先露。临床以一手或一前臂沿胎头脱出最常见,多发生于早产者,发病率为0.80‰~1.66‰。

8.3.6.1 病因

胎先露部不能完全充填骨盆入口或在胎先露部周围有空隙均可发生。以经产妇腹壁松弛者、临产后胎头高浮、骨盆狭窄、胎膜早破、早产、双胎妊娠及羊水过多等为常见原因。

8.3.6.2 临床经过及对母儿影响

仅胎手露于胎头旁,或胎足露于胎臀旁者,多能顺利经阴道分娩。只有在破膜后,上臂完全脱出则能阻碍分娩。下肢和胎头同时入盆,直伸的下肢也能阻碍胎头下降,若不及时处理可致梗阻性难产,威胁母儿生命。胎儿可因脐带脱垂死亡,也可因产程延长、缺氧造成胎儿窘迫,甚至死亡等。

8.3.6.3 诊断

当产程进展缓慢时,行阴道检查发现胎先露部旁有肢体即可明确诊断。常见胎头与胎手同时入盆。诊断时应注意和臀先露及肩先露相鉴别。

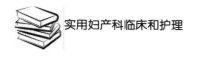

8.3.6.4 治疗

发现复合先露,首先应查清有无头盆不称。若无头盆不称,让产妇向脱出肢体的对侧侧卧,肢体常可自然缩回。脱出肢体与胎头已入盆,待宫口近开全或开全后上推肢体,将其回纳,然后经腹部下压胎头,便胎头下降,以产钳助娩。若头盆不称明显或伴有胎儿窘迫征象,应尽早行剖宫产术。